Sven Sommers
Homöopathische
Haus- und
Reiseapotheke

# Sven Sommers Homöopathische Haus- und Reiseapotheke

## Mit schulmedizinischen Tipps von Dr. med. Werner Dunau

Haben Sie Fragen an Sven Sommer?
Anregungen zum Buch?
Erfahrungen, die Sie mit anderen teilen möchten?

Nutzen Sie unser Internetforum:
www.mankau-verlag.de

**mankau**

Bibliografische Information der Deutschen Nationalbibliothek
Die Deutsche Nationalbibliothek verzeichnet diese Publikation in der
Deutschen Nationalbibliografie; detaillierte bibliografische Daten
sind im Internet über http://dnb.d-nb.de abrufbar.

Sven Sommer
**Sven Sommers Homöopathische Haus- und Reiseapotheke**
Mit schulmedizinischen Tipps von Dr. med. Werner Dunau
ISBN 978-3-86374-010-8
1. Auflage 2011

Mankau Verlag GmbH
Postfach 13 22, D-82413 Murnau a. Staffelsee
Im Netz: www.mankau-verlag.de
Internetforum: www.mankau-verlag.de/forum

Lektorat: Dorit Zimmermann, Neuried
Endkorrektorat: Dr. Thomas Wolf, MetaLexis

Gestaltung Umschlag: Andrea Barth, Guter Punkt GmbH & Co. KG,
München, www.guter-punkt.de
Gestaltung Innenteil: Sebastian Herzig, Mankau Verlag GmbH

Druck: Bercker Graphischer Betrieb GmbH & Co. KG, Kevelaer

**Wichtige Hinweise:**
Die Selbstbehandlung sollte sich immer nur auf die Behandlung allgemeiner und einfacher Beschwerden beschränken. Bei ernsten und gefährlichen Erkrankungen sollte ein Arzt oder Heilpraktiker aufgesucht werden. Alle in diesem Ratgeber ausgesprochenen Empfehlungen wurden von den Autoren sorgfältig erwogen und geprüft. Da aber speziell reisemedizinische Empfehlungen über Medikamente, Impfhinweise usw. ständigen Veränderungen unterliegen, kann keine Garantie für deren Aktualität und Wirksamkeit übernommen werden. Der vorliegende Ratgeber kann und will deshalb auch in keiner Weise die ärztliche Beratung oder Behandlung ersetzen oder in Frage stellen. Eine Haftung der Autoren oder des Verlags für Personen-, Sach- und Vermögensschäden ist ausgeschlossen.
Die im Buch genannten Präparate sind als Beispiele für eine ganze Gruppe möglicher Präparate zu verstehen, keinesfalls soll dadurch eine einseitige Empfehlung ausgesprochen werden! Fragen Sie bei der Wahl eines bestimmten Präparates immer zuerst Ihren Arzt oder Apotheker und beachten Sie die Packungsbeilage.
Geschützte Warennamen oder Warenzeichen sind nicht immer kenntlich gemacht. Daraus kann jedoch nicht geschlossen werden, dass es sich um freie Warennamen handelt.

Der Inhalt wurde auf chlorfrei gebleichtem Recyclingpapier gedruckt.

# INHALT

## III. HOMÖOPATHIE AUF REISEN

# EIN WORT ZUVOR

Über die Jahre hinweg haben sich meine Patienten und Leser immer wieder einen kleinen Homöopathie-Ratgeber gewünscht, den sie im Krankheitsfall sowohl zu Hause als auch auf Reisen zu Rate ziehen können.

Klein müsste das Buch sein und praktisch, sodass man es überall mitnehmen, ja bestenfalls gleich in die Hosentasche stecken könnte, um es bei Bedarf sofort zur Hand zu haben. Und es sollte nicht nur hilfreiche Tipps bei Schnupfen, Zeckenstich, Sinusitis oder der heimischen Borreliose bieten, sondern auch dann von Nutzen sein, wenn man einmal weit weg fährt, beispielsweise auf die Malediven oder nach Thailand und dort eventuell mit exotischen und gefährlichen Krankheiten wie Dengue-Fieber oder Malaria konfrontiert wird.

Natürlich kann man diese Infektionen nicht ausschließlich homöopathisch behandeln, aber Sie sollen wissen, wann Sie sofort zum Arzt gehen müssen und wann nicht.

Aus diesem Grund bat ich Dr. med. Werner Dunau um schulmedizinischen Beistand, sodass ich guten Gewissens diesen Ratgeber für fast alle Lebenslagen schreiben konnte.

Nach einer kurzen Einführung in die Homöopathie und ihre praktische Anwendung finden Sie im zweiten Teil alle gängigen und wichtigen Krankheitsbilder, die Sie zu Hause oder auf Reisen antreffen können.

Ob Fieber, Husten oder Ohrenbeschwerden, das vorliegende Buch gibt Ihnen wertvolle Tipps und Vorschläge zur Behandlung. Neben allgemeinen und schulmedizinischen Maßnahmen enthält es vor allem die häufigsten homöopathischen Mittel. Da die Homöopathie als Therapieform weder Wechsel- noch Nebenwirkungen kennt, bietet sie sich bei leichteren Beschwerden zur verantwortungsbewussten Selbstbehandlung an. Eine handliche

Taschenapotheke nimmt nicht viel Platz weg und stellt somit eine sinnvolle Ergänzung zu Ihrer Haus- und Reiseapotheke dar.

Im dritten Teil des Buches erfahren Sie dann alles Wesentliche rund um die Reise. Neben Informationen für Ihre Urlaubsplanung, wie Impfhinweise und diverse prophylaktische Maßnahmen, finden Sie hilfreiche Tipps zu unliebsamen Kontakten mit Quallen oder Sandflöhen. Ein Abschnitt über ernsthafte (tropische) Krankheiten wie Malaria, Ruhr oder Cholera, eine Sprachtabelle und eine Liste mit weltweiten Impf- und Prophylaxeempfehlungen runden den Ratgeber ab.

Mit ihm haben Sie nicht nur für zu Hause, sondern auch für den Urlaub, egal, ob in Europa oder im Rest der Welt, die wichtigsten nachstehenden Informationen zur Hand:
- **Vorbeugung** – was mache ich, um gar nicht erst krank zu werden?
- **Diagnose** – woran bin ich erkrankt?
- **Allgemeine Tipps** und **Verhaltensweisen** im Krankheitsfall
- **Behandlung** der gängigsten Erkrankungen auf Reisen mit homöopathischen Mitteln und **Tipps** zu schulmedizinischen Medikamenten

Die Selbstbehandlung sollte sich dabei immer auf einfache Beschwerden und leichte Krankheiten beschränken. Im Falle ernster und gefährlicher Erkrankungen sollte (auf Reisen) nur selbst behandelt werden,
- bis eine medizinische Einrichtung erreicht ist oder ärztliche Hilfe eintrifft bzw.
- wenn ärztliche Hilfe nicht möglich ist.

Hilfreich ist es, wenn Sie sich bereits vor einem akuten Krankheitsfall oder vor Reiseantritt mit dem Ratgeber vertraut machen. So vermeiden Sie viele mögliche Krankheitsursachen und zudem hilft es Ihnen, sich im Krankheitsfall schneller darin zurechtzufinden.

Dieser handliche Ratgeber weist deutlich darauf hin,
- wann Sie getrost homöopathische Mittel einnehmen können,
- wann Sie besser zu schulmedizinischen Präparaten greifen und
- wann Sie wirklich den Arzt aufsuchen sollten.

Zusammen mit Herrn Dr. med. Werner Dunau hoffe ich, Ihnen mit diesem Ratgeber alle wichtigen gesundheitlichen Basisinformationen aus Homöopathie und Schulmedizin für zu Hause und unterwegs mitgeben zu können.

*Sven Sommer*

# I. EINFÜHRUNG

## ALLES WICHTIGE ÜBER
## DIE HOMÖOPATHIE

Die Homöopathie wurde von dem deutschen Arzt Dr. Samuel Hahnemann (1755–1843) entwickelt. Sie basiert auf dem Ähnlichkeitsgesetz, das seinerseits auf dem biologischen Prinzip des Umkehreffekts beruht. Dabei geht man davon aus, dass eine sehr kleine Dosis einer Substanz die entgegengesetzte Wirkung einer sehr starken Dosis zeigt. Klassisches Beispiel in der Homöopathie ist der allbekannte Effekt etlicher Tassen Kaffee: Es kommt zu einer geistigen Agitation mit Schlafstörungen, bei sensiblen Menschen eventuell zu Ruhelosigkeit, Herzklopfen oder Herzjagen. Finden sich nun Beschwerden bei einem kranken Menschen, die an eine Überdosis Kaffee erinnern, dann gibt der Homöopath Kaffee (Coffea) in starker Verdünnung, ganz egal, aus welchem Grund diese Symptome entstanden sind.

Auch in der Schulmedizin wird der Umkehreffekt genutzt: prophylaktisch bei Impfungen und therapeutisch bei verschiedenen Desensibilisierungsverfahren.

Die Homöopathie verwendet zur Verdünnung ihrer Mittel die Methode des Potenzierens, bei der nach jeder Verdünnungsstufe das Mittel kräftig verschüttelt wird. Dieses Aufbringen von kinetischer Energie ist extrem wichtig für die Funktion der homöopathischen Mittel, da man heute von einem biophysikalischen Informationstransfer auf die Lösung ausgeht. Ab einer bestimmten Verdünnung (D24/C12) können Homöopathika somit nicht mehr chemisch, sondern nur noch biophysikalisch wirken. Nebenwirkungen üblicher Medikamente sind spätestens ab dann unbekannt. Über die Zeit hinweg haben Homöopathen Hunderte von Substanzen an gesunden Prüfpersonen getestet, denen jede Substanz so lange verabreicht wurde, bis bei ihnen Symptome auftraten. Diese wurden sorgfältig aufgezeichnet. Bei der Behandlung eines Kranken sucht der Homöopath nun nach dem Mittel, welches ganz ähnliche Beschwerden hervorruft. Es geht hier also um die Ähnlichkeit zwischen den Beschwerden des Kranken und dem entsprechenden Arzneimittelbild, also um ein analoges Prinzip.

Homöopathische Mittel sind im deutschsprachigen Raum in jeder Apotheke ohne Rezept erhältlich. Im Ausland sind sie ebenfalls rezeptfrei in vielen Apotheken und zum Teil auch in Naturkostläden erhältlich.

## SO FINDEN SIE DAS RICHTIGE MITTEL

- Studieren Sie bei den einzelnen Beschwerden die Beschreibungen der homöopathisch relevanten Symptome.
- Wählen Sie das oder die Mittel, die Ihrem Krankheitsbild am nächsten kommen. Nehmen Sie möglichst immer nur ein Mittel. In Ausnahmefällen können aber auch zwei bis drei Mittel

gleichzeitig oder im Wechsel – alle 15 bis 30 Minuten ein anderes – genommen werden.

- Homöopathische Mittel sind meist als Tropfen, Tabletten oder Kügelchen (Globuli) erhältlich. Wenn nicht extra aufgeführt, werden in diesem Ratgeber Globuli empfohlen, da sie am wenigsten Platz wegnehmen (60 verschiedene Mittel haben in einem Federmäppchen Platz, siehe Bezugsquelle Seite 207).
- Geben Sie das Mittel direkt auf oder unter die Zunge und lassen Sie es mindestens zehn Minuten vor oder nach dem Essen bzw. Zähneputzen im Mund zergehen.
- Ein Sternchen* bedeutet, dass dieses Mittel nicht mehr weiter im Ratgeber behandelt wird.

## SO OFT NEHMEN SIE DAS MITTEL EIN

Bei den jeweiligen Beschwerden finden Sie nach dem homöopathischen Arzneimittelnamen und der Potenz eine Empfehlung, wie oft das Mittel anfangs – am besten in der Wasserglasmethode (siehe unten) – genommen werden sollte:

| Beispiel: | | |
|---|---|---|
| Arzneiname | Potenz | Einnahme: wie oft? |
| Nux vomica | C30 | alle ¼ , ½ , 1, 4, 12 24 h (Stunden) |

- Falls nicht anders aufgeführt, entspricht die Gabe eines Mittels drei Globuli. Bei Babys und Kleinkindern halbieren Sie die empfohlene Dosis (ein bis zwei Globuli). Die empfohlene Potenz oder »Stärke« des jeweiligen Mittels finden Sie auch noch einmal auf Seite 22 ff. aufgelistet. Im Ausland sind die Kügelchen oftmals größer. In diesem Fall nehmen Sie nur ein oder zwei Globuli. Für Kleinkinder können sie in etwas Wasser aufgelöst werden.

- Die Einnahmeempfehlungen gelten als Richtlinie bei akuten Störungen. Grundsätzlich wird ein homöopathisches Mittel individuell dosiert: Tritt eine Besserung der Beschwerden ein, soll erst bei Nachlassen der Wirkung die nächste Gabe genommen werden.
- Im akuten und hochakuten Fall lösen Sie am besten drei Globuli des Mittels in 0,2 l Wasser auf und nehmen in Minuten- oder Stundenabständen einen Schluck davon ein. Vor der Einnahme mit Holz- oder Plastiklöffel kräftig umrühren (so genannte Wasserglasmethode).
- Selten kommt es zu einer Erstreaktion (zu starke Wirkung des Mittels), d. h. es verstärken sich die Beschwerden. Das Mittel daraufhin absetzen, bis diese Erstverschlimmerung abgeklungen ist.
- Dieser Ratgeber empfiehlt zumeist die Potenz (Stärke) C30 (im Ausland auch CH30 oder 30c geschrieben), da sie sowohl im In- als auch im Ausland eine der gebräuchlichsten ist. Haben Sie eine andere Potenz zwischen D / C 6 und D / C 30 zur Hand, können Sie das Mittel trotzdem nehmen, solange Sie sich an die Dosierungsangaben halten. Bei Potenzen unter der D / C 6 oder über der D / C 30 lassen Sie sich bitte fachlich beraten.

## SO BEURTEILEN SIE DIE WIRKUNG

- Das Mittel hilft: Die Beschwerden werden besser. Oftmals ist zuerst eine Besserung des Allgemeinbefindens zu verspüren, bevor die körperlichen Beschwerden nachziehen. Grundsätzlich lässt sich sagen, dass akute und heftige Krankheiten schneller auf das Simile (richtige Mittel) ansprechen, weniger starke und chronische Beschwerden brauchen dagegen oft länger, um besser zu werden.
- Das Mittel hilft nicht (mehr): Werden Ihre Beschwerden nicht (mehr) besser oder sogar schrittweise schlechter, dann haben Sie das falsche Mittel gewählt (oder die Symptome haben sich

verändert). Überprüfen Sie in diesem Fall Ihre Mittelwahl und geben Sie ein passenderes, ähnlicheres Mittel.

• Die Erstverschlimmerung: Selten kommt es am Beginn einer Behandlung zu einem kurzfristigen Aufflackern, einer kurzen Verschlechterung der Beschwerden, der so genannten Erstreaktion oder Erstverschlimmerung. Diese wird durch die gestärkten Selbstheilungskräfte ausgelöst und zeigt an, dass das richtige Mittel gewählt wurde. Unterbrechen Sie in diesem Fall die Einnahme des Mittels, bis die Heilreaktion abgeklungen ist.

## GRENZEN DER SELBSTBEHANDLUNG

Der praktische Teil empfiehlt die Selbstbehandlung generell nur bei leichteren und alltäglichen Beschwerden, bei denen Sie normalerweise nicht gleich zum Arzt gehen, sondern erst einmal abwarten oder den Apotheker um Rat fragen. In Notfällen können Sie eine akute homöopathische Behandlung einleiten, bis therapeutische Hilfe kommt. Selbstverständlich sind in solchen Fällen Erste-Hilfe-Maßnahmen vorrangig.

**Grundsätzlich sollten Sie immer dann fachlichen Rat suchen:**
• Wenn die Krankheitssymptome ernst, sehr heftig oder ungewöhnlich sind.
• Wenn die Krankheitssymptome nicht besser oder gar schlechter werden.
• Wenn Sie sich bei der Behandlung unsicher fühlen.
• Bei allen länger bestehenden, chronischen oder immer wieder auftretenden Beschwerden.

**Dieser Ratgeber ersetzt nicht den Arzt oder Heilpraktiker!**

## WAS ES SONST NOCH ZU BEACHTEN GILT

- Bei den Potenz- und Dosierungsempfehlungen dieses Ratgebers gibt es keine bekannten Neben- und Wechselwirkungen mit anderen Medikamenten oder Therapien.
- Schwangere Frauen sollten sich trotzdem immer durch einen Arzt oder Heilpraktiker beraten lassen.
- Bei Kleinkindern Tropfen wegen des Alkoholgehaltes meiden.
- Kaffee und Pfefferminzprodukte (Zahnpasta) bitte meiden, da sie die Wirkung mancher Mittel beeinträchtigen können.
- Licht, Hitze, Magnetfelder und Röntgenstrahlen können homöopathische Mittel eventuell unwirksam machen. Daher kühl, im Dunkeln und getrennt von Handy, Laptop, Fernseher etc. aufbewahren.
- Zur Homöoprophylaxe auf Reisen siehe Seite 111 ff.

## IST HOMÖOPATHIE ÜBERHAUPT SINNVOLL?

Vielleicht fragen Sie sich, ob die Einnahme homöopathischer Mittel überhaupt sinnvoll ist. Nun, diese Heilmethode hat sich in Deutschland in den letzten Jahren nicht nur als die beliebteste Alternative zur Schulmedizin etabliert, sondern auch als äußerst effektiv erwiesen. Die Veronica-Carstens-Stiftung wertete beispielsweise im Auftrag der WHO alle Studien zur Homöopathie aus und kam 2005 zu dem Ergebnis, dass die Mehrzahl aller klinischen Studien und über 80 Prozent der veröffentlichen Experimente in der Grundlagenforschung zu ihren Gunsten ausgefallen sind. Alle großen Anwendungs- oder Kohortenstudien der letzten Jahre bescheinigen der Homöopathie, dass sie wirkt. Die Heilmethode beweist sich also bei vielen Beschwerden als äußerst effizient, selbst wenn der exakte Wirkmechanismus noch nicht geklärt ist. Bei den heutigen Tropenkrankheiten wie Typhus oder Gelbfieber war sie beispielsweise der konventionellen Medizin des 19. Jahrhunderts weit überlegen. Natürlich gibt es heute effektive Medikamente und Impfungen gegen zahlreiche Infektions-krankheiten. In schwierigen Fällen ist jedoch eine Kombination aus homöopathischer und schulmedizinischer Behandlung mög-lich. Die Homöopathie fördert dabei die Selbstheilungskräfte des Körpers im Allgemeinen, während die allopathischen Medika-mente ganz gezielt wirken. Die Erfahrung zeigt, dass durch eine solche Kombinationsbehandlung der Krankheitsverlauf verkürzt und gemildert werden kann und der Patient schneller gesundet.

Hohes Wirksamkeitspotenzial bei fehlenden Nebenwirkungen, das macht die Homöopathie für die Selbstbehandlung attraktiv, was gerade auch im Urlaub von Nutzen ist, wenn oftmals Proble-me bestehen (Sprachbarrieren in der Fremde, Abgelegenheit des Urlaubsorts, mangelndes Vertrauen in die dortige medizinische Versorgung etc.), einen kompetenten Arzt zu finden.

# KONVENTIONELLE MEDIKAMENTE – WANN?

Allopathische Medikamente haben Neben- und Wechselwirkungen, die es bei ihrer Anwendung zu beachten gilt. Deshalb sind viele Substanzen verschreibungspflichtig. Die Selbstbehandlung ist somit in aller Regel problematisch. Bitte lesen Sie die Beipackzettel immer aufmerksam durch. Bei Kindern, Schwangeren und alten Menschen ist besondere Vorsicht geboten. Andererseits zeichnen sich die Medikamente durch hohe Wirksamkeit aus. Schmerzen und Entzündungen können mit ihnen unter Kontrolle gebracht und Erreger abgetötet werden.

Die Einnahme konventioneller Medikamente empfiehlt sich bei starken und schweren Krankheitsverläufen, bei denen Sie aber immer medizinischen Rat benötigen. Bei einfacheren Beschwerden, bei denen es Ihnen nicht gelungen ist, das richtige Homöopathikum zu finden, können Sie ohne ärztlichen Rat zu einem allopathischen Medikament greifen, solange es nicht verschreibungspflichtig ist und Sie sich an die Gebrauchshinweise halten.

Eine Liste aller empfohlenen Medikamente finden Sie auf den nächsten Seiten.

Bei den einzelnen Beschwerden wurde der wirksame Inhaltsstoff (generic name) und eventuell der Name eines gängigen Medikaments aufgeführt. Das hilft Ihnen, auch in einer ausländischen Apotheke ein Präparat mit dem gewünschten Inhaltsstoff zu finden.

Lassen Sie sich dabei von einem Arzt oder Apotheker beraten. Die Einnahme verschreibungspflichtiger Medikamente besprechen Sie bitte immer vorab mit einem Arzt.

# DIE HAUS- UND REISEAPOTHEKE

## KONVENTIONELLE MEDIKAMENTE

Hier eine Aufstellung der erwähnten allopathischen Medikamente. Stellen Sie mit dem Arzt Ihre individuelle Reiseapotheke zusammen.

- **Abführmittel:** Bisacodyl, Natriumpicosulfat (z. B. Dulcolax®, Laxoberal®)
- **Augentropfen:** z. B. Berberil®, Bepanthen®
- **Antibiotika bei bakteriellen Infektionen:** wie Amoxicillin, Erythromycin, Cotrimoxazol, Gyrasehemmer, Cefalosporine und / oder Penicillin
- **Bauchkrämpfe:** Butylscopolamid (z. B. Buscopan®)
- **Durchfall:** Hefepräparat (z. B. Perenterol®), Loperamid (z. B. Imodium akut®), Kohletabletten, Antibiotika
- **Erbrechen, Übelkeit, Sodbrennen:** Metoclopramid (z. B. Paspertin®, MCP Ratiopharm®), Säurebinder (z. B. Kompensan®, Maaloxan®, Talcid®), Säurehemmer (Omeprazol®)
- **Fieber, Schmerzen, Entzündung:** Acetylsalicylsäure (ASS), Paracetamol, Diclofenac
- **Flüssigkeitsausgleich:** Elektrolyt-Fertigpräparate (z. B. Oralpädon®, Elotrans®); Calcium- und / oder Magnesiumpräparat zum Mineralstoffausgleich
- **Halsschmerzen:** Lutschtabletten mit Salbei, Emser-Salz
- **Hautpilz:** Antimykoticum wie Clotrimazol, bei Windeldermatitis: Nystatin
- **Husten:** Acetylcystein (z. B. ACC®) oder Ambroxol (z. B. Mucosolvan®); Codein (z. B. Codipront®)
- **Kreislauf:** Etilefrin (z. B. Effortil®), Norfinefrin
- **Mückenschutz:** mit DEET (z. B. Autan®)
- **Mückenstiche:** Antihistaminika (z. B. Fenistil®)
- **Reisekrankheit, Drehschwindel:** Dimenhydrinat (z. B. VomexA®)

- **Salben / Cremes / Gel / Pflaster:** PVP-Jod-Salbe; Breitspektrum-antimycotikum (z. B. Clotrimazol; gegen Windeldermatitis: Nystatin-Creme; Corticoid-Cremes (z. B. Dermatop®, Hydrocortison); wärmende Salbe oder Pflaster (z. B. ABC-Salbe® oder Pflaster); entzündungshemmende Salben oder Gels (Heparin, Ibuprofen, Diclofenac); antihistaminikahaltiges Gel (z. B. Soventol®, Fenistil®); Brand- und Wundgel, Sprühverband
- **Schnupfen, Erkältung:** abschwellende Nasentropfen mit Alpha-Sympathomimetikum: Oxymetazolin (z. B. Nasivin®, Otriven®)

## HOMÖOPATHISCHE MITTEL

Folgende 54 Mittel werden im Buch näher beschrieben (nach dem Arzneimittelnamen finden Sie die empfohlene Potenz, meist C30. Darreichungsform: wenn nicht anders angegeben (Tabl. = Tabletten, Tr. = Tropfen), dann Globuli.

- **Aconitum C30** ⚡
- Allium cepa D12
- Agaricus C30
- **Apis C30** ⚡
- Argentum nitricum C30
- **Arnica C30** ⚡
- **Arsenicum album C30** ⚡
- Baptisia C30$^{FR}$
- **Belladonna C30** ⚡
- Borax C30
- **Bryonia C30**
- Camphora C30
- **Cantharis C30**
- **Carbo vegetabilis C30**
- Carduus marianus D3$^{FR}$
- Causticum C30
- Chelidonium D6$^{FR}$

- **China C30**
- Cocculus C30
- Coffea C30
- Colchicum C30
- **Colocynthis C30**
- Crotalus C30$^{FR}$
- Cuprum metallicum C30
- **Eupatorium perfoliatum C30** ⚡
- **Euphrasia D12**
- **Ferrum phosphoricum D12**
- **Gelsemium C30** ⚡
- Glonoinum C30
- **Hepar sulfuris C30**
- Hyoscyamus C30$^{FR}$
- **Hypericum C30**
- **Ipecacuanha C30**
- **Kalium bichromicum C30**

- Lachesis C30
- **Ledum C30**
- **Magnesium phosphoricum C30**
- Mercurius corrosivus C30
- **Mercurius solubilis C30**
- Natrium muriaticum C30
- **Nux vomica C30** ⚡
- Opium C30
- Petroleum C30
- **Phosphorus C30**
- Phytolacca C30
- **Podophyllum C30**
- **Pulsatilla C30**
- **Rhus toxicodendron C30** ⚡
- **Sulfur C30**
- **Symphytum C30**
- Tabacum C30
- Urtica urens C30
- **Veratrum album C30**
- Vipera D12$^{FR}$

Von diesen Mitteln reichen in etwa 1 g Globuli (ca. 120 Stück oder 40 Gaben).

Neun wichtige Notfallmittel sind in fett und mit ⚡ markiert (Aconitum, Apis, Arnica, Arsenicum album, Belladonna, Eupatorium perfoliatum, Gelsemium, Nux vomica, Rhus toxicodendron).

Die 30 Basismittel der Haus- und Reiseapotheke sind fett hervorgehoben (Aconitum, Apis, Arnica, Arsenicum album, Belladonna, Bryonia, Cantharis, Carbo vegetabilis, China, Colocynthis, Eupatorium perfoliatum, Euphrasia, Ferrum phosphoricum, Gelsemium, Hepar sulfuris, Hypericum, Ipecacuanha, Kalium bichromicum, Ledum, Magnesium phosphoricum, Mercurius solubilis, Nux vomica, Phosphorus, Podophyllum, Pulsatilla, Rhus toxicodendron, Sulfur, Symphytum, Veratrum album plus Okoubaka, siehe unten).

Die mit $^{FR}$ (Fernreise) markierten Mittel sind vorwiegend bei Beschwerden in fernen Ländern indiziert.

**Weitere Mittel je nach Bedarf und Reise:**
- **Okoubaka D2** Glob. 10 g
- Chininum sulfuricum D3* Glob. 10 g
- Hypericum-Tinktur 10 ml
- Euphrasia-Tinktur 10 ml

- Staphisagria D12 Glob. 10 g
- Artemesia-vulgaris* Tinktur 50 ml
- Calendula-Tinktur 10 ml
- Bach-Blüten-Notfall-(Rescue-) Tropfen 10 ml und als Salbe
- Wund- und Brandsalbe: Folgende Salbenmischung können Sie sich in der Apotheke mischen lassen: Tct. Hyperici, Tct. Calendulae, Tct. Echinaceae, Tct. Urticae aa ad 2 g, D-Alpha-Tocopherolacetat (Vitamin E) 0,6 g, Ungt. emulsificans aquos 30 g

**Homöoprophylaxe-Mittel** (1g Globuli reichen in der Regel aus):
- Borrelien-Nosode D / C 30
- Cholera-Nosode D / C 30
- Dengue-Fieber-Nosode D / C 30
- Gelbfieber-Nosode D / C 30
- Hepatitis-A-Nosode D / C 30
- Hepatitis-B-Nosode D / C 30
- Meningococcus-Nosode D / C 30
- Malaria-tropica-Nosode D / C 30
- Malaria-Nosode D / C 30
- Typhus-Nosode D / C 30
- Zeckenbiss-Fieber-Nosode D / C 30

Siehe auch Bezugsquellen (Seite 208)

## ERSTE HILFE

Folgende Utensilien sollten in keinem Erste-Hilfe-Set fehlen: Verbandszeug, Pflaster, Mull- und elastische Binden, Leukoplast, kleine Schere, Pinzette, Sicherheitsnadeln, Desinfektionsmittel.

## NOTFALLAUSRÜSTUNG (FÜR FERNREISEN)

Schützt bei medizinischen Notfällen vor Aids und Hepatitis B, am besten ausreichend beschriften und verschweißt (Zoll!) mitnehmen.

| | |
|---|---|
| 2 St. 5-ml-Spritzen | 2 Paar Plastikhandschuhe |
| 1 St. 1-ml-Spritzen | 1 Rolle Fixierpflaster 1,25 cm x 5 m |
| 1 St. 10-ml-Spritzen | 5 St. Klammerpflaster |
| 6 St. Injektionskanülen | 2 St. sterile nicht haftende Kompressen |
| 1 St. Dentalnadel | 5 St. sterile Alkoholtupfer |

# WAS TUN IM KRANKHEITSFALL?

Bei leichteren Erkrankungen und Beschwerden kann, mit allem Vorbehalt, eine Eigenbehandlung eingeleitet werden. Sind die Beschwerden ernst, sehr heftig und ungewöhnlich oder werden sie nicht besser, dann suchen Sie bitte einen Arzt, einen Heilpraktiker oder eine medizinische Einrichtung auf. Bei ernsten Erkrankungen können Sie (im Ausland) eine Behandlung einleiten, wenn Sie zusätzlich einen Arzt oder ein Krankenhaus aufsuchen.

**Gehen Sie wie folgt vor:**
1. Suchen Sie bei einer Beschwerde die Krankheitsbeschreibung, die zu Ihren Symptomen am besten passt. Folgen Sie den wichtigen Maßnahmen und den Empfehlungen zur Behandlung.
2. Bei der Behandlung empfiehlt es sich, wie folgt vorzugehen:
   - Homöopathische Behandlung bei einfachen und leichten Beschwerden.
   - Schulmedizinische Behandlung, wenn Sie das richtige Homöopathikum nicht finden, die homöopathische Behandlung nicht greift oder kein Vertrauen zur Homöopathie besteht (zu Hause in Absprache mit dem Arzt).
   - Kombinierte Behandlung bei allen schweren und gefährlichen Erkrankungen, wenn eine ärztliche Therapie nicht umgehend möglich ist.
   - Beim Hinweis – **Arzt!** sollte ein Arzt, ein Heilpraktiker oder eine medizinische Einrichtung aufgesucht werden.
3. Auf Fern- und Tropenreisen bei den jeweiligen Beschwerden (z. B. bei Durchfall, Seite 43 ff.) die zusätzlichen Informationen beachten.
4. Erste-Hilfe-Maßnahmen werden als bekannt vorausgesetzt.
5. Eine Liste aller Mittel und Medikamente siehe Seite 21 ff.

Bei der Arztsuche im Ausland helfen oftmals Reiseorganisatoren und Versicherer, Automobilclubs, Fluggesellschaften, Botschaften, größere Hotels, Ausländer, die schon länger im Land sind, Entwicklungshelfer, Apotheken und Missionsstationen. Versuchen Sie, einen Arzt zu finden, der im Westen studiert hat und Englisch, Spanisch, Französisch oder Deutsch spricht – siehe auch die Liste mit Krankheitsbegriffen in vier Sprachen auf Seite 199 ff.

# BESCHWERDEN UND DEREN BEHANDLUNG

Bei den Beschreibungen der einzelnen Krankheiten und Beschwerdebilder sind aus Platzgründen nur die wichtigsten und deutlichsten Symptome genannt. Bei einem untypischen Krankheitsverlauf können auch andere Beschwerden im Vordergrund stehen. Im Zweifelsfall suchen Sie bitte immer einen Arzt auf.

Der Vorteil der homöopathischen Eigenmedikation ist, dass sie auch bei falscher Mittelwahl gesundheitlich unbedenklich ist. Nachteil der Heilmethode: Finden Sie das richtige Mittel nicht, können Sie sich nicht helfen. Der Ratgeber beschreibt zwar bei jeder Beschwerde die Homöopathika, die am häufigsten vorkommen; doch sollten Ihre Beschwerden nicht zu den beschriebenen Mitteln passen, können Sie sich mit diesem Buch homöopathisch nicht kurieren. In diesem Fall hat die schulmedizinische Behandlung Vorrang, außer es gelingt Ihnen rechtzeitig, einen Homöopathen zu konsultieren. Einziger Nachteil der Homöopathie besteht somit darin, dass Sie den Krankheitsprozess verschleppen. Ziehen Sie deshalb immer frühzeitig fachlichen Rat ein!

**Arzt!** bedeutet, dass ein Arzt, ein Heilpraktiker oder eine medizinische Einrichtung je nach Schwere des Krankheitsfalls mehr oder weniger rasch aufgesucht werden sollte. Eine Eigenbehandlung ist in diesem Fall nur zu vertreten, wenn eine medizinische Versorgung nicht umgehend möglich ist.

Haben Sie Fragen an Sven Sommer?
Anregungen zum Buch?
Erfahrungen, die Sie mit anderen teilen möchten?

Nutzen Sie unser Internetforum:
www.mankau-verlag.de/forum

# II. BESCHWERDEN VON A BIZ Z BEHANDELN

## AUGENBESCHWERDEN

Wind, Sand oder Sonne können zu Problemen führen. Bei Verletzungen oder sehr starken Schmerzen – **Arzt!**
Die folgende Tabelle hilft, verschiedene Erkrankungen zu unterscheiden:

| Beschwerden | Mögliche Ursachen |
|---|---|
| Beide Augen sind gerötet, evtl. mit gelblich eitrigem Sekret | Bindehautentzündung |
| Leichte, mäßige, reibende Schmerzen in meist einem Auge mit Rötung, Empfindlichkeit und verschwommenem Sehen | Fremdkörper |
| Ein Auge ist gerötet, es bestehen starke Schmerzen und Lichtempfindlichkeit. Die Sehschärfe ist deutlich reduziert | Hornhautverletzung oder innere Augenerkrankung – **Arzt!** |

## WICHTIGE MASSNAHMEN:

- Entfernen Sie den Fremdkörper vorsichtig; wenn nicht sichtbar, dann spülen Sie das Auge mit warmem, keimfreiem Wasser oder waschen Sie es mit einem homöopathischen Augenbad.
- Bei einer Bindehautentzündung müssen Sie Wind und Sonne meiden. Spülen oder baden Sie die Augen vorsichtig mit warmem, keimfreiem Wasser oder mit einem homöopathischen Augenbad.
- Bei verletzter Hornhaut das Auge abdecken, um ein Reiben der Augenlider zu verhindern. Sollte nach 24 h keine Besserung eintreten – **Arzt!**
- Starke Schmerzen ohne äußere Ursache deuten auf eine innere Augenerkrankung hin (z. B. Glaukom) – **Arzt!**
- Bei Verätzungen des Auges sofortiges, ausgiebiges Spülen mit warmem, keimfreiem Wasser – **Arzt!**
- Bei Verletzung des Augapfels durch einen spitzen, scharfen Gegenstand, diesen nicht entfernen, sondern das Auge, wenn möglich, schließen und mit einem Verband abdecken – **Arzt!**

| Bewährte Homöopathika | |
|---|---|
| Sofort bei jeglicher Art von Verletzung des Auges | **Arnica C30** 1x, bei Bedarf wiederholen |
| Bei Prellungen und Verletzungen des Gesichts; beim »blauen Auge« | **Symphytum C30** alle 3 h |
| Beim »blauen Auge«, wenn Kälte lindert | **Ledum C30** alle 3 h |
| Bei roter und gereizter Bindehaut; Augen tränen andauernd; die Tränen fühlen sich heiß an und lassen die Augenlider anschwellen und brennen; sehr lichtempfindlich | **Euphrasia D12** alle 1–3 h |
| Extrem lichtempfindlich; Entzündung als Folge von nasser Kälte, Zugluft und Sonne (z. B. Gletscher); Bindehäute hellrot und | **Belladonna C30** alle 1–3 h |

geschwollen; zuerst trocken, später reichlicher Tränenfluss; die Pupillen sind weit

| | |
|---|---|
| Augenlider oft erheblich geschwollen; Bindehäute stark gerötet, reichliche, brennende und heiße Tränen; stechende Schmerzen; die Pupillen sind weit | **Apis C30** alle 1–3 h |
| Heftige Schmerzen, z. B. durch Fremdkörper oder durch kalten, trockenen Wind; brennende, trockene Lider; die Bindehäute sind heiß, trocken und gerötet ☿ *Schlechter:* durch Augenbewegung | **Aconitum C30** alle 1–3 h |
| Mit reichlichem, mildem, gelblich eitrigem Tränenfluss; Sie müssen die Augen ständig reiben; Juckreiz; Lider juckend, brennend und geschwollen ☽ *Besser:* durch kalte Anwendungen | **Pulsatilla C30** alle 3–12 h |
| Augen besonders morgens eitrig verklebt, geschwollen und gerötet; Folge von Nässe und Kälte; eitriger, scharfer Tränenfluss; brennende Schmerzen ☿ *Schlechter:* durch Licht, Kälte und abends | **Rhus toxicodendron** C30 alle 6–12 h |
| **Äußerliche Anwendungen:** je 10 Tropfen der Tinktur auf ein Weinglas (0,2 l) keimfreien Wassers | |
| Bei Verletzungen als feuchte Auflage oder Kompresse | **Calendula + Euphrasia** |
| Bei Fremdkörpern, Staub, Entzündungen und Eiterungen – als Augenbad oder Spülung | **Hypericum + Euphrasia** |

**Schulmedizinische Behandlung**
Bei Bindehautentzündung entzündungshemmende Augentropfen (z. B. Berberil®)

**Bei Fern- und Tropenreisen zusätzlich zu beachten:**

Eine Bindehautentzündung kann auch auftreten bei:

- Trachom: in tropischen und subtropischen Gebieten mit mangelnder Hygiene weit verbreitete Infektion des Auges durch Chlamydien, die unbehandelt zu chronischen Binde- und Hornhauterkrankungen bis hin zur Erblindung führen kann – **Arzt!**
- Flussblindheit (Onchozerkose), siehe Seite 145.

# AUSTROCKNUNG (EXSIKKOSE)

Die lebensgefährliche Austrocknung durch Flüssigkeits- und Elektrolytverlust tritt vor allem auf bei:

- Durchfall, Erbrechen, Fieber.
- Verstärktem Schwitzen durch ungewohnte Hitze oder körperliche Tätigkeit.
- Säuglingen und Kleinkindern (ihr Körper besitzt einen sehr hohen Flüssigkeitsgehalt und so kann es schnell zu gefährlichen Zuständen kommen).
- Älteren Menschen.
- Der Einnahme von entwässernden Medikamenten und bei Diabetikern.

| Symptome eines Flüssigkeitsverlustes: | |
|---|---|
| **Anfangs:** | **Später:** |
| Verstärkter Durst; weniger, dunkler Urin; Apathie, quengelig; Müdigkeit; Kreislaufbeschwerden; Appetitlosigkeit; Muskelkrämpfe | Trockene Zunge; eingesunkene Augen; Hautfalten bleiben stehen; Übelkeit; Schock |
| **Behandlung:** | |
| Flüssigkeitsersatz | Intravenöse Infusion – **Arzt!** |

**WICHTIGE MASSNAHME:**
• Frühzeitiger Flüssigkeitsersatz mit Mineralien und Zucker.

**Möglichkeiten des Flüssigkeitsersatzes:**
• **Einfache Zucker-Salz-Lösung:** auf 1 Liter (abgekochtes) Wasser oder Tee 1 Teelöffel Salz und 2 Esslöffel (Trauben-)Zucker (Glukose).
• **Reiswasser:** in 1 Liter Wasser eine Handvoll Reis mit 1 Teelöffel Salz weich kochen. Den Reis absieben. Kalt oder warm trinken.
• **Oral-Rehydration-Salt (ORS) der WHO (auch in ausländischen Apotheken):** für einen Liter Lösung 3,5 g Natriumchlorid, 1,5 g Kaliumchlorid, 2,5 g Natriumbicarbonat, 20 g Glukose.
• **Elektrolyt-Fertigpräparate aus der Apotheke:** z. B. Oralpädon®, Elotrans®.

| Eventuell zusätzlich homöopathisch: | |
| --- | --- |
| Bei Schwächezuständen nach Flüssigkeitsverlust zur schnelleren Erholung | **China C30** alle 12 h |

# BAUCHSCHMERZEN

Bauchschmerzen haben leichte (z. B. Blähungen), aber auch bedrohliche Ursachen (z. B. Blinddarmentzündung). Bei allen suspekten Bauchschmerzen – **Arzt!** Je stärker der Schmerz und je ausgeprägter das Krankheitsgefühl (sollte beispielsweise auch Fieber vorhanden sein), desto bedenklicher der Zustand und desto rascher muss ein Arzt oder ein Krankenhaus aufgesucht werden.

Art und Lage der Schmerzen lassen auf folgende Erkrankungen schließen:

**(1) Oberhalb des Nabels, etwas links oder rechts davon:**
- Magenbeschwerden wie Schleimhautentzündung oder -geschwür, Zwölffingerdarmentzündung oder -geschwür, siehe Seite 79 ff.

**(2) Um den Nabel:**
- Mit vermehrten Darmgeräuschen: Darmentzündung, Durchfall, siehe Seite 43

**(2a) Im Bereich des Nabels beginnend, dann stärker werdend und sich in den rechten Unterbauch bewegend:**
- Blinddarmentzündung – **Arzt!**

**(3) Rechter Oberbauch**
- Krampfartig, Kolik: Gallenkolik
- Anhaltende drückende Schmerzen: Hepatitis, siehe Seite 149 ff.

**(4) Linker Oberbauch**
- Mit anhaltenden drückenden Schmerzen und tastbarer Vergrößerung (bei Aufenthalt in den Tropen): Milzschwellung bei Malaria, siehe Seite 137 ff., oder Typhus, siehe Seite 140 f.
- Vernichtungsschmerz bei Bauchspeicheldrüsenentzündung und Herzinfarkt – **Arzt!**

**(5) Kolikartige Schmerzen im Rücken beginnend, von dort eventuell nach vorne in die Leiste ziehend**
- Nieren-, Nierenbecken- oder Harnleiterentzündung, siehe Seite 41 ff.

**(6) Unterleibsschmerzen**
- Mittig: Entzündung der Blase und / oder der Harnwege, siehe Seite 41 ff., bei Frauen auch Gebärmutterentzündung
- Seitlich: bei Frauen Eileiter- oder Eierstockentzündung – **Arzt!**

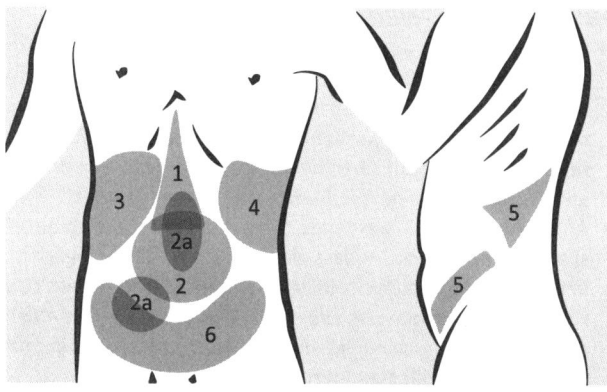

**Abbildung 1**

Verschiedene Arten von starken Bauchschmerzen können auf unterschiedliche Erkrankungen hinweisen:

| Beschwerden | Mögliche Ursachen |
| --- | --- |
| Krampfartige Bauchschmerzen und Koliken, die wellenförmig oder wehenartig kommen und gehen | Erkrankung der Hohlorgane wie Magen (1), Zwölffingerdarm (1), Dünn- und Dickdarm (2), Gallenwege und Gallenblase (3), Harnwege und Blase (6), Nierenbecken und Harnleiter (5), Eierstöcke (6), Eileiter und Gebärmutter (6) |
| Anhaltende, gleichbleibend drückende Schmerzen | Leberschwellung (3), Milzschwellung (4) |
| Anhaltend starke Schmerzen | Bauchfellentzündung – **Arzt!** |

## WICHTIGE HINWEISE:

- Anfängliche Bauchschmerzen um den Nabel herum, die sich in den rechten Unterbauch (2a) verlagern, Übelkeit mit Brechreiz und Erbrechen, Schmerzen beim vorsichtigen Abtasten im rechten Unterbauch, leichtes Fieber, wobei die Temperatur rektal gemessen deutlich höher als unter der Achsel oder Zunge ist, deuten auf eine **Blinddarmentzündung** hin – **Arzt!**
- Anhaltende, stärker werdende Schmerzen mit deutlich angespannter Bauchdecke, sodass ein Entspannen nicht möglich ist und leichtes Beklopfen des Bauches heftige Schmerzen auslöst, zusätzliches Erbrechen, schwerstes Krankheitsgefühl, eventuell mit Fieber und beschleunigtem Puls weisen auf eine **lebensgefährliche Bauchfellentzündung** hin – **Arzt!**
- Bei Kindern können Bauchschmerzen, Fieber, eventuell auch Durchfall durch jegliche Art von Erkrankung (von der Mittelohr- bis zur Blasenentzündung) auftreten – auf weitere Symptome achten, im Zweifelsfall – **Arzt!**
- Bei krampf- und kolikartigen Schmerzen hilft oftmals eine Wärmflasche auf der schmerzenden Stelle (als Ersatz dienen auf Reisen heiße Topfdeckel oder Steine in Tücher eingewickelt).

| Bewährte Homöopathika | |
|---|---|
| Nahrung liegt wie ein Stein im Magen; krampfartige Bauchschmerzen; sehr durstig und reizbar; Sie wollen nach Hause<br>↻ *Besser:* in absoluter Ruhe, durch Stillliegen<br>↺ *Schlechter:* durch die kleinste Bewegung | **Bryonia C30** alle 4 h |
| Krampfartige Bauchschmerzen mit Blähungen oder Verstopfung; nach Kaffee-, Nikotin- oder Alkoholgenuss, zu reichlichem oder schwerem Essen; mit saurem Aufstoßen und Übelkeit; Sie würgen, möchten | **Nux vomica C30** alle 4 h |

| | |
|---|---|
| am liebsten erbrechen, können aber nicht; sind verfroren und sehr gereizt | |
| Plötzlich auftretende heftige und krampf- bis kolikartige Bauchschmerzen<br>❶ *Besser:* durch Zusammenkrümmen oder Rückwärtsbeugen | **Belladonna C30**<br>alle 1 h |
| Kolikartige Bauch- und Unterleibskrämpfe; sehr unruhig und ärgerlich; Sie müssen sich zusammenkrümmen<br>❶ *Besser:* durch Wärme und Stuhl- bzw. Blähungsabgang | **Colocynthis C30**<br>alle 1 h |
| Krampfartige, stechende Bauchschmerzen, Sie müssen sich zusammenkrümmen<br>❶ *Besser:* durch Wärme (Wärmflasche), Druck und warme Getränke | **Magnesium phosphoricum C30**<br>1x, bei Bedarf wiederholen |
| Günstig bei leichtem Fieber, Entzündung und Erbrechen, evtl. im Wechsel mit Belladonna oder Bryonia | **Ferrum phosphoricum D12**<br>alle ¼ h |
| Heftige, krampfartige Schmerzen im rechten Oberbauch (Gallenkolik), die zum Schulterblatt ausstrahlen; oft mit Übelkeit und Erbrechen<br>❶ *Besser:* durch Wärme und warme Getränke | **Chelidonium D6**<br>alle 1 h |

**Schulmedizinische Behandlung**

Bauchschmerzen sollten Sie mit schulmedizinischen Medikamenten – insbesondere Schmerzmitteln – nicht selbst behandeln, um den Befund nicht zu verfälschen.

Siehe auch Magenbeschwerden und Verdauungsstörungen (Seite 79 ff.), Durchfall (Seite 43 ff.)

# BEWUSSTLOSIGKEIT

Stoffwechselstörungen wie Diabetes, Schlaganfall, Krampfanfälle (Epilepsie) und Vergiftungen des Gehirns (z. B. durch Alkohol) können zu Bewusstseinstrübung oder Bewusstlosigkeit führen.

**Andere mögliche Ursachen:**
- Verletzung des Kopfes oder Gehirns (Seite 73 ff.)
- Kreislaufschock (Seite 89 ff.)
- Hitze, Sonne, Kälte: siehe Hitzschlag (Seite 67 ff.), Sonnenstich (Seite 93) und Unterkühlung (Seite 56 f.)
- Große Höhen: siehe Höhenkrankheit (Seite 132 f.)

Die Bewusstlosigkeit darf nicht mit einem Kollaps oder einer Ohnmacht verwechselt werden, die kurzfristiger sind und durch einen Zusammenbruch des Kreislaufs entstehen (Seite 72 f.).

## WICHTIGE MASSNAHMEN:
- Den Bewusstlosen sofort in die stabile Seitenlage bringen.
- Da es sich um eine ernste Erkrankung handelt: – **Arzt!**
- Bei Vergiftungen, sofern noch bei Bewusstsein, Erbrechen auslösen (nicht bei Vergiftungen mit schaumbildenden Substanzen, Laugen oder organischen Lösungsmitteln).

| **Eventuell zusätzlich homöopathisch:** Globuli zerdrücken oder in Wasser auflösen und Mund damit bestäuben bzw. benetzen. | |
|---|---|
| Bewusstlosigkeit durch Verletzung jeder Art | **Arnica C30** alle ¼ h |
| Mit rotem bis dunkelrotem Gesicht, schnarchender Atmung; Zuckungen; apathischem Verhalten | **Opium C30** alle ¼ h |
| Durch Sauerstoffmangel und Vergiftungserscheinungen mit blauen Lippen, Blässe und kaltem Schweiß | **Carbo vegetabilis C30**, alle ¼ h |

> **Allgemein:** Bach-Blüten-Notfall-(Rescue-)Tropfen
> alle 5 Minuten 3 Tropfen

**Bei Fern- und Tropenreisen zusätzlich beachten:**
Bewusstseinstrübung kann auch bei hochfieberhaften Erkrankungen wie bei der Malaria tropica (Seite 137 ff.) oder beim Typhus (Seite 140 f.) auftreten.

# BLASEN

Nach Wanderungen z. B. in zu engen Schuhen.

## WICHTIGE MASSNAHMEN:
* Tragen Sie passendes, eingelaufenes Schuhwerk und Wollsocken.
* Achten Sie auf kurz geschnittene Zehennägel.
* Cremen Sie Ihre Füße vorbeugend mit Arnikasalbe ein oder kleben Sie Blasenpflaster auf die kritischen Stellen.
* Blasen nicht öffnen; falls schon offen, Wundsalbe zur schnellen Abheilung auftragen.
* Bei Blasen durch Verbrennungen: siehe Seite 96.

| Bewährte Homöopathika | |
|---|---|
| Blasen, brennende Schmerzen, besser durch Kühlung | **Cantharis C30** 1x, bei Bedarf wiederholen |
| Wund gelaufene, offene Blase, rohes Fleisch | **Causticum C30** 1x, bei Bedarf wiederholen |

# BLUTUNGEN ALLGEMEIN UND NASENBLUTEN

**Erste-Hilfe-Maßnahmen sind vorrangig!**

## WICHTIGE MASSNAHMEN:

- Bei leichten und mittleren Blutungen: Druckverband – **Arzt!**
- Bei Verletzung großer Arterien: abbinden (breite Binde, max. 2 Stunden, dann stündlich für mehrere Minuten öffnen) – **Arzt!**
- Bei Nasenbluten: Nase zuhalten bzw. Nasenflügel für einige Minuten komprimieren, kalte Auflagen in den Nacken und auf den Nasenrücken legen.
- Blutung aus den Ohren nach einer Kopfverletzung spricht für einen Schädelbasisbruch – **Arzt!**
- Innere Blutungen machen sich durch Schwäche, Unruhe, kalt-blass-feuchte Haut, schnellen und schwachen Puls sowie durch schnelle Atmung bemerkbar – **Arzt!**

| Bewährte Homöopathika | |
|---|---|
| Bei allen Blutungen, v. a. durch eine Verletzung als erstes und wichtigstes Mittel | **Arnica C30** alle ¼ h |
| Bei dunklen, venösen Blutungen | **Vipera C30** alle ¼ h |
| Bei leichteren hellroten Blutungen | **Ferrum phosphoricum D12** alle ¼ h |
| Bei starken hellroten Blutungen | **Phosphorus C30** alle ¼ h |

**Äußerlich mittels steriler Kompresse auflegen:** Calendula-Tinktur (1:10 – 1:1 mit Wasser verdünnt) stoppt Blutungen schnell. Je stärker die Blutung, desto konzentrierter sollte die Lösung sein.

# BRENNENDE SCHMERZEN BEIM WASSERLASSEN, BLASEN- UND NIERENBECKENENTZÜNDUNG

Infektionen der Harnwege treten sowohl zu Hause als auch im Urlaub auf. Frauen sind häufiger betroffen als Männer, Mädchen eher als Jungs. Kalte Füße, Verkühlung, Durchnässung, aber auch tropisch warme Temperaturen oder mangelnde Hygiene sowie Geschlechtsverkehr erhöhen die Anfälligkeit und fördern die Ausbreitung der Krankheitskeime (meist Bakterien).

**Infekt der Harnröhre und Blasenentzündung:**
- Schmerzen beim Wasserlassen, häufiger Harndrang und mittige Unterleibsschmerzen (siehe Illustration auf Seite 35).

**Harnleiterinfekt:**
- Kolikartige Schmerzen, die von der Leiste in den Rücken ausstrahlen (siehe Illustration auf Seite 35).

**Nierenbeckenentzündung:**
- Schmerzen im Rücken hinter den unteren Rippen (siehe Illustration auf Seite 35).
- Leichtes Beklopfen der entsprechenden Stellen löst starke Schmerzen aus.
- Zusätzlich besteht meist hohes Fieber.

Die beschriebenen Krankheiten können einzeln oder zusammen auftreten.

## WICHTIGE MASSNAHMEN:
- Besonders Kinder und Frauen mit erhöhter Anfälligkeit für Harnwegsinfekte sollten Verkühlung und Durchnässung vermeiden und auf entsprechende Hygiene achten.
- Bei allen Harnwegsinfekten muss zur Spülung der Harnwege reichlich getrunken werden!

- Wichtig: kein Alkohol, keine scharfen Gewürze, kein Kaffee!
- Bei Nierenbeckenentzündung mit Fieber: Bettruhe, homöopathisch kann eine Behandlung eingeleitet werden (siehe auch unter Fieber) – **Arzt!**
- Kolikartige Nierenschmerzen (ohne Fieber) können auch auf Nierensteine hinweisen, in diesem Fall: viel trinken, ein heißes Bad oder feucht-heiße Auflagen, Treppensteigen, homöopathische Mittel – **Arzt!**
- Trinken Sie reichlich Blasen- und Nierentee mit Bärentraube, Goldrute und Orthosiphonblättern.

| Bewährte Homöopathika | |
|---|---|
| Brennende Schmerzen; heftiger, andauernder Drang, Wasser zu lassen, wobei aber nur ein paar Tropfen unter Schmerzen gelassen werden; schneidende Schmerzen vor, während und nach dem Urinieren | **Cantharis C30** alle 1 – 4 h |
| Brennendes Gefühl in der Harnröhre beim Wasserlassen; Gefühl, nicht fertig zu sein; häufiger Gang zur Toilette aus Angst, den Urin nicht halten zu können | **Apis C30** alle 1 – 4 h |
| Andauernde, krampfartige Schmerzen und Harndrang; nur wenige Tropfen Urin gehen unter großen Schmerzen ab und fühlen sich heiß an | **Mercurius corrosivus C30** alle 1 – 4 h |
| Mit hohem Fieber (siehe Seite 52 ff.), brennenden sowie kolikartigen, klopfenden Schmerzen<br>◑ *Besser:* durch Zurückbeugen<br>◐ *Schlechter:* bei Druck und Erschütterung | **Belladonna C30** alle ¼ h |
| Häufiges, auch unwillkürliches Wasserlassen (beim Lachen oder Husten); brennendes Gefühl während und nach dem Urinieren; nervöse Reizblase; Blasenentzündung | **Pulsatilla C30** alle 3 – 6 h |

| | |
|---|---|
| durch Verkühlung (v. a. durch kalte Füße)<br>**↻** *Schlechter:* im Liegen | |
| Mit kolikartigen, stechenden Schmerzen; Sie müssen sich krümmen<br>**↻** *Besser:* Kaffee, fester Druck (Faust) | **Colocynthis C30**<br>alle ¼ h |
| Mit krampfenden Schmerzen; Sie müssen sich krümmen<br>**↻** *Besser:* durch Wärme, Reiben, Massage | **Magnesium phosphoricum C30,** alle ¼ h |

**Schulmedizinische Behandlung**
Verschreibungspflichtige Antibiotika: Cotrimoxazol, Gyrase-hemmer, Cefalosporine

Siehe auch Bauchschmerzen (Seite 33 ff.), Fieber (Seite 52 ff.)

# DURCHFALL

Die häufigste Beschwerde auf Reisen, meist hervorgerufen durch Speisen und Getränke.

**Mögliche Ursachen:**
- Bakterien und deren Gifte (z. B. Lebensmittelvergiftung)
- Viren (Durchfälle oft lang anhaltend, meist aber ohne ausge-prägtes Krankheitsgefühl)
- Parasiten (eher auf Fernreisen)
- Ungewohnte (zu gewürzt, zu fett, zu kalt) und verdorbene Spei-sen und Getränke
- Ungewohntes Klima, Stress, Aufregung, Zeitverschiebung

**Symptome:**
- Breiiger bis wässriger Stuhl, mehrmals täglich
- Häufiger Stuhldrang (oft verbunden mit krampfartigen Bauch-schmerzen)

- Erbrechen und Übelkeit
- Schwäche
- Fieber oder blutiger Stuhl weisen meist auf ernstere Erkrankungen hin (siehe Fern- und Tropenreisen).

## WICHTIGE MASSNAHMEN:

- Sorgen Sie frühzeitig für Flüssigkeitsersatz – je stärker der Durchfall, desto mehr Flüssigkeit muss ersetzt werden: gesüßter Tee mit etwas Salz bzw. selbst hergestellte oder fertige Elektrolytlösungen (Seite 33), um den Salz- und Mineralstoffverlust auszugleichen.
- Manchmal helfen Cola und Salzstangen erstaunlich schnell.
- **Achtung:** Säuglinge, Kleinkinder und ältere Menschen, vor allem wenn sie entwässernde Medikamente einnehmen, geraten schnell in lebensbedrohliche Zustände, siehe Austrocknung (Seite 32 f.).
- Ausruhen und schonen.
- Ein paar Tage nichts oder ganz wenig essen, dann leichte Kost wie Suppen, Zwieback, Milchreis, geriebener Apfel, gekochte Karotten, gekochter Reis oder Bananen.
- Bei krampfartigen Bauchschmerzen hilft oftmals eine Wärmflasche (als Ersatz auch ein heißer Topfdeckel oder Stein, in Tücher eingewickelt).
- Halten die Durchfälle länger als drei Tagen an oder besteht starkes Krankheitsgefühl – **Arzt!**
- **Hinweis:** Durchfall ist ein natürliches Ventil unseres Körpers, Krankheitskeime und Giftstoffe auszuscheiden. Medikamente, wie z. B. Imodium akut® (Loperamid), die den Durchfall stoppen, nur aus gewichtigen Gründen nehmen, z. B. vor langen Busreisen.

**Bewährte Homöopathika:** Dosierung wenn nicht anders angegeben: akut – nach jedem Stuhlgang (Wasserglasmethode) Allgemein empfiehlt sich bei Verdauungsstörungen mit Durchfall durch Lebensmittelunverträglichkeiten, nach verdorbener Nahrung und bei Infekten aller Art: **Okoubaka D2** alle 1–6 h 5 Globuli. Auch bewährt zur Prophylaxe auf Fernreisen und als Nachtheraphie nach Darminfekten und Antibiotika-Einnahme – 3x tgl. 5 Globuli.

| | |
|---|---|
| Brechdurchfall bei leichter Lebensmittelvergiftung (nach Fisch, Fleisch, Obst, Eis); Sie fühlen sich elend, völlig erschöpft, ängstlich; dazu kalt, unruhig und zittrig; Verlangen nach Wärme und warmen Getränken | **Arsenicum album C30** |
| Brechdurchfall, grünlich, reiswasserartig; mit kalt-feuchtem Schweiß; Sie sind eiskalt und blass; aber Verlangen nach frischer Luft; kolikartige Schmerzen vor jedem Stuhlgang<br>⋒ *Besser:* während und nach Stuhlgang | **Veratrum album C30** |
| Schmutzig, gelb und übel riechend; an heißen Tagen (z. B. im Sommer), nach kalten Getränken (wenn überhitzt getrunken); mit stechenden, schneidenden Schmerzen; gieriger Durst auf Kaltes; Sie sind sehr gereizt, wollen Ihre Ruhe und nach Hause | **Bryonia C30** |
| Schmerzloser Durchfall, gelb, schaumig, unverdaut; nachts oder gleich nach dem Essen; nach Saurem und Obst; im Sommer; der Bauch ist aufgetrieben, mit starken Blähungen und großer Schwäche | **China C30** |
| Scharfer, wässriger, gelber (Sommer-) Durchfall, unverdaut und stinkend, »spritzt heraus«, gleich nach dem Essen oder früh morgens | **Podophyllum C30** |

| | |
|---|---|
| Sie krümmen sich vor Schmerzen und pressen Faust oder Kissen in den Bauch; schleimige, auch blutige, ruhrartige Durchfälle mit kolikartigen Bauchschmerzen | Colocynthis C30 |
| Brechdurchfall mit starken Krämpfen; Sie sind blau und kalt, mögen aber nicht zugedeckt sein | Cuprum metallicum C30 |
| Kolikartige, übel riechende, wässrig-gelbe (Herbst-)Durchfälle mit Schleim, Blutbeimengung und Schwäche; Ihnen ist speiübel – besonders durch (Essens-)Gerüche | Colchicum C30 |
| Ständiger Stuhldrang auch nach Stuhlgang; mit schleimigem, auch blutigem Stuhl; kolikartige, schneidende Schmerzen; wunder After<br>**U** *Schlechter:* nachts | Mercurius corrosivus C30 |
| Chronische und therapieresistente Durchfälle treiben Sie am frühen Morgen aus dem Bett (auch nach Antibiotika-Einnahme) | Sulfur C30 alle 6 h |

**Schulmedizinische Behandlung**

- Zur Erholung der Darmflora: Hefepräparat (z. B. Perenterol®, Omniflora®)
- Zur Hemmung der Darmbewegung: Loperamid (z. B. Imodium akut®). Das Mittel setzt die Zahl der Durchfälle herab und lindert Bauchkrämpfe, indem es die Darmbewegung hemmt. Nicht länger als zwei Tage, nicht bei Kindern unter sechs Jahren, nicht bei blutigen Durchfällen oder hohem Fieber anwenden!
- Bei bakteriellen Durchfällen mit hohem Fieber: verschreibungspflichtige Antibiotika, z. B. Gyrasehemmer wie Ciprofloxazin; bei Amöben und Lamblien: Metronidazol

Siehe auch Bauchschmerzen (Seite 33 ff.), Erbrechen (Seite 47 ff.), Magenverstimmung (Seite 79 ff.); Austrocknung (Seite 32 f.)

**Bei Fern- und Tropenreisen zusätzlich beachten:**
In wärmeren Ländern ist der Reisedurchfall die häufigste Beschwerde. Im Durchschnitt erkrankt jeder zweite Reisende daran. Wichtig sind hier die vorbeugenden Maßnahmen (Seite 43 ff.), um gefährliche Durchfallerkrankungen zu vermeiden.

- Bei blutigen Durchfällen sollte an eine bakterielle Ruhr oder eine Amöbenruhr gedacht werden (Seite 141 f.).
- »Literweise«, reiswasserartige Durchfälle, schmerzlos, oft mit Erbrechen, aber ohne Übelkeit: Cholera (Seite 142 f.).
- Erbsbreiartiger Durchfall mit hohem Fieber: siehe Typhus (Seite 140 f.).
- In Malariagebieten bei Fieber mit Durchfall und Erbrechen auch an eine Malariaerkrankung (Seite 137 ff.) denken!

# ERBRECHEN

Erbrechen kann die unterschiedlichsten Ursachen haben:

| Erbrechen | Mögliche Ursachen |
|---|---|
| Mit Übelkeit, Würgen und Magenschmerzen | Siehe Magenverstimmung (Seite 79 ff.) |
| Mit Bauchschmerzen, Rumpeln und Kollern im Bauch | Siehe Bauchschmerzen (Seite 33 ff.) |
| Mit Durchfall (Brechdurchfall) | Siehe Durchfall (Seite 43 ff.) |
| Nach starker Hitze oder zu viel Sonne | Siehe Hitzeerschöpfung (Seite 67 ff.) und Sonnenstich (Seite 93) |
| In großen Höhen oder bei schnellem Aufstieg | Siehe Höhenkrankheit (Seite 132 f.) |

| | |
|---|---|
| Mit Kopfschmerzen oder nach Kopfverletzung | Siehe Kopfschmerzen (Seite 73 ff.) und Verletzungen (Seite 97 ff.) |
| Bei oder nach einer Reise mit Kfz, Schiff, Flugzeug | Siehe Reisekrankheit (Seite 115 ff.) |
| Durch Kreislaufprobleme, Schwindel | Siehe dort (Seite 77 f.) |
| Bei Husten | Siehe dort (Seite 69 ff.) |
| Bei Frauen | Frühschwangerschaft |
| Durch Ekelgefühle | Psychisch |

## WICHTIGE MASSNAHMEN:

- Gegen den Flüssigkeitsverlust immer wieder schluckweise kleine Mengen Flüssigkeit trinken, siehe Austrocknung (Seite 32 f.)
- Bei anhaltendem Erbrechen – **Arzt!**

| Bewährte Homöopathika | |
|---|---|
| Nach zu schwerem Essen, Alkohol, Drogen und leichten Vergiftungen; viel Würgen, ohne richtig erbrechen zu können; häufiges Aufstoßen<br>🜨 *Besser:* nach dem Erbrechen | **Nux vomica C30** 1x, bei Bedarf wiederholen |
| Übelkeit wird nicht besser durch Erbrechen; mit Schwindel und Kopfschmerzen; Zunge ist ohne Belag, feucht; dabei reichlicher Speichelfluss<br>🜨 *Schlechter:* durch Bewegung und Hitze | **Ipecacuanha C30,** alle 1 h |
| Übelkeit und Erbrechen nach Fett, Eis, Gebäck und Durcheinanderessen; kein Durst; starkes Verlangen nach frischer Luft | **Pulsatilla C30** alle 4 h |
| Übelkeit und Erbrechen bei Essensgeruch; Ekel vor Fett, Fleisch, Fisch; Sie fühlen sich kalt und elend; bewährt bei Schwangeren | **Colchicum C30** alle 4 h |

| | |
|---|---|
| Erbrechen, sobald Essen oder Trinken im Magen warm wird (ca. nach 10 Min.); Sodbrennen; brennende Empfindungen und großer Durst auf Kaltes (v. a. Wasser) | **Phosphorus C30** alle 4 h |
| Erbrechen, sobald Essen oder Trinken in den Magen kommt; Durst auf eher Warmes, das in kleinen Schlucken getrunken wird; brennende Schmerzen; große Schwäche | **Arsenicum album C30** alle 4 h |

**Schulmedizinische Behandlung**
Metoclopramid (Paspertin®, MCP-Ratiopharm®) oder Domperidon (Motilium®) und Dimenhydrinat (Vomex A®), besonders bei Reisekrankheit

# ERKÄLTUNG UND SCHNUPFEN

Meist durch Viren verursachte und aufgrund Temperaturwechsel und Verkühlung begünstigte Erkrankung der oberen Luftwege.

## WICHTIGE MASSNAHMEN:
- Vermeiden Sie kalte Füße – sie führen wissenschaftlich nachgewiesen zu einer erhöhten Erkältungsneigung.
- Nehmen Sie ein Erkältungsbad und inhalieren Sie mit ätherischen Ölen.
- Verwenden Sie ein Nasenspray mit Salzlösung.
- Wechseln Sie verschwitzte Kleidung, gehen Sie aus dem Wind und schützen Sie sich vor Kälte. Achtung: Nach körperlicher Anstrengung und Schwitzen (z. B. bei Wander-, Trekking- und Radtouren) verkühlt man sich leicht während der Pausen, da man Kälte und Wind nicht spürt.
- Vergessen Sie auch in heißen Ländern warme Kleidung nicht. Beachten Sie in Wüste und Steppe Temperaturschwankungen

zwischen Tag und Nacht sowie den häufigen Einsatz von Klima-anlagen in südlichen Ländern.

| Bewährte Homöopathika | |
|---|---|
| Akute Erkältung mit viel Niesen, einer laufenden Nase mit scharfem wundmachendem Sekret und Augenbrennen mit milden Tränen; abgehackter Husten und Stirnkopfschmerzen<br>↻ *Besser:* an der frischen Luft | **Allium cepa D12**<br>alle 4 h |
| Erkältung mit gereizten brennenden Augen, scharfen Tränen, viel Niesen und mildem Schnupfen; sehr lichtscheu, später verkleben die Augen | **Euphrasia D12**<br>alle 4 h |
| Frühzeitig gegeben, stoppt es oft Erkältungen, v. a. die durch kalten Wind (Klimaanlage) entstehen; anfangs häufiges Niesen mit heißem Fließschnupfen; Durst auf Kaltes; unruhig; rascher Fieberanstieg | **Aconitum C30**<br>bei Bedarf 1x<br>oder alle 1 h |
| Durch Wetterwechsel und kalt-feuchtes Wetter; dünner wässriger und brennender Fließschnupfen; viel Niesen; nachts verstopfte Nase; Sie sind unruhig und ängstlich, verlangen nach Wärme und warmen Getränken | **Arsenicum album C30**<br>alle 1–4 h |
| Erkältung und Schnupfen durch kalten Wind und Luftzug (Klimaanlagen); anfangs starker Niesreiz, tagsüber und in warmen Räumen besteht Fließschnupfen, nachts und im Warmen ist die Nase verstopft; trockener Mund; Verlangen nach Wärme, Abneigung gegen Luftzug; Sie sind sehr frostig und gereizt | **Nux vomica C30**<br>alle 4 h |

| | |
|---|---|
| Frühzeitig gegeben, stoppt es oftmals Erkältungen, v. a. die nach Schwitzen entstehen und mit heftigem Niesreiz und Fließschnupfen beginnen; anfangs tropft die Nase und wird wund; Fieberbläschen und wunde Mundwinkel; frieren oder fiebern besonders am Vormittag | **Natrium muriaticum C30** bei Bedarf 1x oder alle 4 h |
| Bewährt bei Grippe bei schwül-warmem Wetter und nach Wetterwechsel oder bei Kopfgrippe; Ihnen ist abwechselnd heiß und kalt; Sie sind müde und schlapp; mit bleiernen Gliedern, Kopf und Augenlider sind schwer; anfangs Niesen und Fließschnupfen, Völlegefühl an der Nasenwurzel und wunde Nasenlöcher; auch wunder Rachen und Halsschmerzen | **Gelsemium C30** alle 4 h |
| Durch Nässe oder Verkühlung; durch kalte Füße; morgens eher Fließschnupfen; dickes, gelbgrünes, mildes Nasensekret; abends Stockschnupfen; Geruchs- und Geschmacksverlust; Verlangen nach frischer Luft; selbst bei Fieber kein Durst | **Pulsatilla C30** alle 4 h |

**Schulmedizinische Behandlung**
Kurzzeitig (nachts) abschwellende Nasentropfen und/oder schleimlösende Medikamente einsetzen

Siehe auch unter begleitenden Symptomen wie Fieber (Seite 52 ff.), Husten (Seite 69 ff.), Kopfschmerzen (Seite 73 ff.), Nasennebenhöhlenentzündung (Seite 82 f.)

# FIEBER UND FIEBERHAFTE ERKRANKUNGEN

Erhöhte Körpertemperatur ist meist eine sinnvolle Abwehrreaktion des Organismus. Viele fieberhafte Erkrankungen, oft durch Viren verursacht, weisen außer erhöhter Temperatur sowie Kopf- und Gliederschmerzen keine weiteren spezifischen Symptome auf. Bei sehr hohem Fieber (ab 39,5 °C) oder wenn die Beschwerden nicht besser werden – **Arzt!**

## WICHTIGE MASSNAHMEN:
- Bei Fieber ist es wichtig, viel zu trinken (Seite 32 f.).
- An kalt-feuchte Wadenwickel denken. Wichtig: Die Füße müssen warm sein!
- Durchgeschwitzte Kleidung regelmäßig wechseln.
- Bettruhe einhalten und Anstrengungen vermeiden.
- Fiebersenkende schulmedizinische Medikamente erst bei Temperaturen über 39 °C anwenden. **Ausnahme:** schlechtes Allgemeinbefinden und Neigung zu Fieberkrämpfen.
- Homöopathische Mittel frühzeitig einnehmen, da sie das Fieber regulieren.

| Bewährte Homöopathika | |
|---|---|
| Bei beginnender Grippe mit Fieber und Gliederschmerzen (am besten innerhalb der ersten 48 Stunden) | **Oscillococcinum C200\*** alle 6 h |
| Plötzliches Auftreten; durch kalten Zug oder Wind; hohes Fieber; heiße, trockene Haut; unruhig und ängstlich; großer Durst auf Kaltes<br>U *Schlechter:* abends und nachts | **Aconitum C30** alle ¼–3 h |
| Plötzliches Auftreten; durch feuchtkaltes Wetter; hohes Fieber; heiße, dampfende Haut; rotes Gesicht; mit Benommenheit, | **Belladonna C30** alle ¼–3 h |

erweiterten Pupillen, trockenem Mund und klopfenden Schmerzen; unterstützend bei Fieberkrampf

🜂 *Schlechter:* nachmittags und abends

| | |
|---|---|
| Allgemein hilfreich in den frühen Stadien eines Infekts; mittelhohes Fieber; Neigung zu Nasenbluten; das Allgemeinbefinden scheint wenig beeinträchtigt | **Ferrum phosphoricum D12** alle ½ – 3 h |
| Starke Gliederschmerzen mit Ruhelosigkeit; daher verändern Sie dauernd Ihre Lage; Fieber mit Schüttelfrost, geistiger Benommenheit und Verwirrung; heißer Kopf mit kalten Händen und Füßen; Zunge trocken, evtl. mit braunem Belag und roter Zungenspitze; Fieberbläschen; Folge von Kälte und Nässe | **Rhus toxicodendron C30** alle 4 h |
| Gefühl wie geprügelt; obwohl schmerzhaft, werfen Sie sich hin und her, das Bett scheint zu hart; rotes, heißes Gesicht, aber eher kalter Körper; Sie schwitzen nachts, haben einen üblen Mundgeruch; Sie schicken den Arzt weg, behaupten, alles sei in Ordnung | **Arnica C30** alle 4 h |
| Bei starken (pochenden) Kopf-, Knochen- und Gliederschmerzen; Sie fühlen sich wie »zerschlagen«, das Fieber ist morgens am höchsten; mit Übelkeit und Erbrechen; schmerzhafter Husten | **Eupatorium perfoliatum C30** alle 4 h |
| Sich langsam entwickelnder Infekt; Sie sind müde, matt und ärgerlich, »wollen Ihre Ruhe und nach Hause«; frieren am frühen Abend; nachts kommt es zu Fieber; später folgen erleichternde, säuerlich klebrige Schweißausbrüche; Sie haben großen | **Bryonia C30** alle 4 h |

| | |
|---|---|
| Durst, trockene, rissige Lippen, Verstopfung und Kopfschmerzen; erst Niesen und Schnupfen, später trockener Husten<br><br>Sich langsam entwickelnde Grippe; leichtes bis mittelhohes Fieber, mit rotem, etwas gedunsenem Gesicht; Sie fühlen sich benommen, müde, zittrig, wie gelähmt; Frostschauer laufen den Rücken herunter; vom Nacken ausgehende Kopfschmerzen | **Gelsemium C30**<br>alle 4 h |
| Schüttelfrost, gefolgt von trockener, brennender Hitze; brennende Schmerzen; trotz Fieber verlangen Sie nach Wärme; brennender Durst auf warme Getränke; Sie sind blass, getrieben unruhig und ängstlich<br>**U** *Schlechter:* durch feuchte Kälte und nach Mitternacht | **Arsenicum album C30**<br>alle 4 h |
| Zuckungen; blass; kalte Haut; blaue Lippen; unterstützend bei Fieberkrampf | **Cuprum metallicum C30**<br>bei Bedarf 1x |

**Schulmedizinische Behandlung**
Fiebersenkende Mittel: Acetylsalicylsäure (ASS) wie Aspirin®), Ibuprofen oder Paracetamol (Benuron®). ASS darf bei Kindern unter 12 Jahren nicht angewendet werden!

Siehe auch unter begleitenden Symptomen wie Erkältung und Schnupfen (Seite 49 ff.), Husten (Seite 69 ff.), Kopfschmerzen (Seite 73 ff.), Gliederschmerzen (Seite 59 ff.)

**Bei Fern- und Tropenreisen zusätzlich beachten:**
Eine Woche nach Betreten eines Malariagebiets muss jedes Fieber, vor allem mit Schüttelfrost, als mögliches Zeichen einer Malaria gesehen werden (Seite 137 ff.).

**Ist eine ärztliche Behandlung nicht möglich, empfiehlt sich folgende Vorgehensweise:**

- Sind zusätzliche Symptome vorhanden, die auf Malaria hindeuten, oder fehlen Symptome, die deutlich auf eine andere Krankheit hinweisen, umgehend eine Notfall-(Stand-by-)Behandlung einleiten (Seite 138 f.). Ist nach 24 Stunden keine Besserung eingetreten, andere Krankheitsursache suchen und entsprechend behandeln.

- Sind zusätzliche Symptome vorhanden, die auf eine andere Krankheit hinweisen, diese umgehend behandeln. Tritt nach 24 Stunden keine deutliche Besserung ein, Notfall-(Stand-by-)Behandlung gegen Malaria einleiten.

Andere, hauptsächlich durch Fieber gekennzeichnete Erkrankungen in fernen Ländern: Dengue-Fieber (Seite 135 f.), Typhus (Seite 140 f.), Gelbfieber (Seite 136 f.), Meningokokken-Meningitis (Seite 140).

| **Zusätzliche homöopathische Mittel** bei Fieber und fieberhaften Erkrankungen auf Fern- und Tropenreisen: | |
|---|---|
| Plötzlich hohes Fieber; dunkelroter Kopf; der Kranke ist unruhig, zerschlagen, zittrig, benommen, »wie betrunken«, verwirrt; redet zusammenhanglos, schläft mitten im Satz ein; Atem und (unwillkürliche) Ausscheidungen sind übel riechend; die Zunge ist braun und geschwollen | **Baptisia C30** alle 2 h |
| Delir mit Zuckungen; der Kranke antwortet auf Fragen, fällt dann zurück in die Starre; Zunge trocken, dunkel, steif, kann kaum herausgestreckt werden; unwillkürlicher Abgang von Stuhl und Urin; ständiges Zupfen an der Bettdecke oder an den Fingern; obszönes, schamloses Gerede | **Hyoscyamos C30** alle 4 h |

| | |
|---|---|
| Anfangs rot, heiß, fiebrig, dann blass, kalt, elend und schwach; die Augen werden gelb; schwarze Flecken auf der Haut und Blutungsneigung | **Crotalus C30** alle 4 h |
| Hohes Fieber mit trockener Haut und Durst; dann Frieren und Schüttelfrost; Schwäche; es besteht ein beklemmendes Gefühl in der Brust; die Haut verfärbt sich blaurot; Blutungsneigung; große Geschwätzigkeit<br>**☺** *Schlechter:* nach Schlaf, Wärme | **Lachesis C30** alle 4 h |

# FROSTBEULEN, ERFRIERUNGEN UND UNTERKÜHLUNG

Finger, Zehen, Gesicht und Ohren sind am ehesten gefährdet.

- Bei der **Frostbeule** kommt es zu schmerzhaften, juckenden, roten Stellen. Äußere Wärme verschlimmert die Beschwerden.
- Bei einer **Erfrierung** wird die Stelle kalt, weiß und gefühllos, das Gewebe ist geschädigt. Beim Auftauen treten kribbelnde, brennende Schmerzen mit Rötung und eventuell einer Entzündung auf.
- Bei **Unterkühlung** sinkt die Körpertemperatur unter 35 °C. Dies führt zu Mattigkeit, Benommen- und Verwirrtheit sowie zur Verlangsamung aller Körperfunktionen bis hin zum Koma.

## WICHTIGE MASSNAHMEN:

- Fahrtwind gegebenenfalls meiden, dieser senkt die Temperatur; es kommt schneller zu Erfrierung und Unterkühlung!
- Bei Frostbeulen keine äußere Wärme anwenden und nicht reiben; die betroffene Stelle langsam an die Wärme gewöhnen.
- Bei Erfrierungen kräftige Bewegung der erfrorenen Region, Einreiben mit Schnee, Aufwärmen in der Armbeuge oder im

lauwarmen, nie heißen (!) Wasser.
- Bei Frostbeulen, Erfrierungen und Unterkühlung nasse Kleidung wechseln und warme heiße Getränke oder Suppen zu sich nehmen.
- Auch in heißen Ländern kann es sehr kühl werden. Achten Sie auf entsprechende Ausrüstung.
- Bei Unterkühlung in warme Decken einwickeln, aber nicht ohne professionelle Hilfe erwärmen (Ausnahme: mit Körperwärme), da es leicht zu Schock und Kreislaufversagen kommen kann – **Arzt!**

| **Bewährte Homöopathika** | |
|---|---|
| Frostbeulen und leichte Erfrierungen mit brennenden Schmerzen, wie von kalten Nadeln gestochen; rote juckende Stellen | **Agaricus C30** alle 6 h |
| Frostbeulen mit stark brennenden und juckenden Schmerzen; dunkelrote Stellen, evtl. entzündet und mit Bläschen | **Rhus toxicodendron C30** alle 6 h |
| Erfrierungen mit Frostschauern und leichter Unterkühlung; bei Erwärmung kommt es zu brennenden Schmerzen in den erfrorenen Partien | **Arsenicum album C30** alle 1 h |
| Bei Unterkühlung durch kalten Wind (oder Wasser) mit Schüttelfrost, Zittern und Unruhe | **Aconitum C30** alle 1 h |
| Schock und Kollaps durch Kälte; plötzliche Erschöpfung; Muskelstarre; der Puls ist nicht mehr fühlbar | **Camphora C30** alle ¼ h |
| Falls die erfrorenen Stellen geschwollen sind, Calendula-Hypericum-Salbe auftragen. | |

# GELBSUCHT

Eine Gelbfärbung von Haut, Augen und Schleimhäuten tritt meist bei Leber- und Gallenwegserkrankungen auf. Bei Behinderung des Gallenabflusses kommt es außerdem zur Dunkelfärbung des Urins und zu einem hellen, grauen Stuhl.

## WICHTIGE MASSNAHMEN:

- Zur Abklärung der Ursache immer – **Arzt!**
- Denken Sie stets auch an eine Hepatitis (Seite 149 ff.).

| Bewährte Homöopathika (begleitend) | |
| --- | --- |
| Mit krampfenden Schmerzen in rechtem Oberbauch und rechter Schulter; dazu Übelkeit, Erbrechen, grauer Stuhl; Sie sind eher blass und dünn | **Chelidonium D6** alle 4 h |
| Mit drückenden Schmerzen im rechten Oberbauch; Sie neigen zu Verstopfung und sind vom Typ eher dick und rosig | **Carduus Marianus D3** alle 4 h |
| Zusätzlich bei Hepatitis | **Phosphorus C30** alle 24 h |

Gelbsucht kann auch bei Gelbfieber (Seite 136 f.), Malaria (Seite 137 ff.), nach Schlangenbissen (Seite 127) und bei Spulwurmbefall (Seite 146) auftreten.

# GELENK- UND GLIEDERSCHMERZEN

Die Schmerzen treten meist durch Überanstrengung oder Verletzungen auf, z. B. nach Zerrungen oder Verstauchungen.

## WICHTIGE MASSNAHMEN:

- Bei Schwellung, Bluterguss, Entzündung und Schmerzen: Eis, kühlende Umschläge, Hochlagern des verletzten Körperteils.
- Bei leichteren Beschwerden oder nach Abklingen der akuten Schwellung: das Gelenk zur Entlastung und zum Schutz elastisch bandagieren (Ausnahme: Knie wegen der Thrombosegefahr!).
- Bei länger anhaltenden Schmerzen im Gelenk – **Arzt!**
- Bei Glieder- und Gelenkschmerzen während eines fieberhaften Infektes, siehe auch unter Fieber (Seite 52 ff.).

| Bewährte Homöopathika | |
|---|---|
| Bei Muskelkater (auch prophylaktisch), Prellungen, Zerrungen, Blutergüssen als erstes Mittel; bei übermüdeten, überanstrengten Gliedern; auch bei Fieber und Gelenkschmerzen; Schmerzen, als hätte man sich etwas verrissen oder überanstrengt; Gefühl, als wäre man geschlagen worden; Angst, berührt zu werden; überempfindlich<br>🟢 *Besser:* durch Ruhe<br>🔴 *Schlechter:* durch die kleinste Berührung, Bewegung und nass-kaltes Wetter | **Arnica C30** alle 1–3 h |
| Bei Zerrungen von Sehnen, Bändern und Gelenkkapseln; Schmerzen und Steifheit zu Beginn der Bewegung, die bei leichter, fortlaufender Bewegung besser werden (Anlaufschmerz); oft schon Schmerzen in Ru- | **Rhus toxicodendron C30** alle 1–4 h |

hestellung (mit Bewegungsdrang), aber auch durch starke Anstrengung; die Gelenke können heiß und geschwollen sein
◐ *Besser:* durch Wärme
◑ *Schlechter:* durch Kälte und Nässe

| | |
|---|---|
| Bei verdrehten Gelenken, Muskelzerrungen und -rissen sowie bei roten, heißen und geschwollenen Gelenken; stechende und brennende Schmerzen<br>◐ *Besser:* durch festes Bandagieren; durch Ruhe und kalte Auflagen<br>◑ *Schlechter:* durch die geringste Bewegung | **Bryonia C30**<br>alle 1–4 h |
| Bei massiven Blutergüssen; wenn das Gelenk kalt ist, Wärme aber verschlechtert und jede Bewegung schmerzt; bewährt bei umgeknickten Knöcheln im Wechsel mit Arnica | **Ledum C30**<br>alle 1–3 h |
| Bei brennenden, stechenden Schmerzen; Gelenkschmerzen mit geschwollener, blassroter, glänzender Haut; bewährt bei Gelenkentzündung<br>◐ *Besser:* durch kalte Auflagen | **Apis C30**<br>alle 1–3 h |
| Bei Gelenken, die hochrot, glänzend, geschwollen und heiß sind; mit klopfenden oder stechenden Schmerzen; bewährt bei Entzündungen | **Belladonna C30**<br>alle 1–3 h |

**Arnica-Tinktur** (10–30 Tropfen) für Umschläge bzw. in ein Teilbad oder Bad oder zusätzlich (nur wenn die Haut nicht verletzt ist)

**Schulmedizinische Behandlung**
Entzündungshemmende Salben oder Gele mit Heparin, Diclofenac oder Ibuprofen. Bei stärkeren Schmerzen ASS, Ibuprofen oder Diclofenac als Tabletten.

Siehe auch Verletzungen (Seite 97 ff.)

# HALSSCHMERZEN

Oft im Rahmen grippaler Infekte sowie bei Rachen- (Pharyngitis) oder Mandelentzündung (Angina).
**Vorsicht:** Bei nicht richtig behandelter eitriger Angina können ernsthafte Folgen wie Herz-, Gelenk- und Nierenerkrankungen auftreten.

## WICHTIGE MASSNAHMEN:
- Gurgeln mit Salzwasser (1–4 TL auf 1 l Wasser) oder Salbeitee.
- Bei Verschlimmerung der Beschwerden, starkem Krankheitsgefühl, geschwollenen Lymphknoten und hohem Fieber – Verdacht auf eitrige Angina – **Arzt!**
- Sehr ausgeprägte Halsschmerzen mit himbeerroter Zunge: Hinweis auf Scharlach – **Arzt!**

| Bewährte Homöopathika | |
|---|---|
| Plötzliche, heftige Halsschmerzen; Gesicht und Rachen sind heiß und leuchtend rot; der Mund ist trocken, die Zunge himbeerrot; wunde, brennende Halsschmerzen; trotz Schmerzen andauerndes Bedürfnis zu schlucken<br>◑ *Schlechter:* durch kalte Getränke | **Belladonna C30**<br>alle 2 h |
| Rachen und Mandeln dunkelrot; Zunge an den Rändern und an der Spitze rot, in der | **Phytolacca**<br>alle 6 h |

| | |
|---|---|
| Mitte grau belegt; stechende Schmerzen, v. a. beim Schlucken; ziehen zum Ohr; Sie fühlen sich zerschlagen und schwach; auch bei Seitenstrangangina<br>**U** *Schlechter:* durch warme Getränke | |
| Sie fühlen sich schlapp und müde; Frostschauer am Rücken; etwas gedunsenes, evtl. dunkelrotes Gesicht; der Rachen fühlt sich wund an; beim Schlucken kann der Schmerz bis zum Ohr ausstrahlen; kein Durst; Folge von feuchtem, v. a. warmem Wetter oder psychischer Belastung; bewährt bei (Sommer-)Grippe mit Halsschmerzen | **Gelsemium**<br>alle 4 h |
| Rachen und Zäpfchen sind dunkelrot, wund und trocken; Leerschlucken schmerzt stark; die Zunge ist schmutzig belegt mit Zahneindrücken am Rand; Mundgeruch; auch bei eitriger Mandelentzündung<br>**O** *Besser:* durch warme Getränke<br>**U** *Schlechter:* durch Kälte | **Mercurius corrosivus**<br>alle 6 h |
| Sie sind sehr frostig; empfindlich gegen den geringsten Luftzug; Sie schwitzen, wollen sich aber nicht aufdecken; stechende Schmerzen, als ob eine Gräte im Hals stecke; Sie können kaum schlucken, sind sehr ärgerlich und gereizt; auch bei eitriger Mandelentzündung<br>**O** *Besser:* durch Wärme und warme Getränke<br>**U** *Schlechter:* durch Kälte | **Hepar sulfuris C30**<br>alle 1–6 h |

**Schulmedizinische Behandlung**
Salbeibonbons oder Emser Pastillen®. Bei eitriger Mandelentzündung verschreibungspflichtige Antibiotika: Penicillin, Amoxicillin und (besonders bei Penicillinallergie) Erythromycin.

Siehe auch Fieber (Seite 52 ff.)

**Bei Fern- und Tropenreisen zusätzlich beachten:**
Ausgeprägte Halsschmerzen treten auch bei Diphtherie (Seite
148) auf.

# HAUTAUSSCHLÄGE

Fiebrige Hautausschläge deuten auf eine Infektionskrankheit hin
(z. B. Scharlach, Masern, Windpocken, Tropenkrankheiten) – **Arzt!**

Hautausschläge ohne Fieber können folgende Ursachen haben:

| Ursachen | Mögliche Symptome |
|---|---|
| Sonne | Sonnenallergie, Hitzepickel (Seite 91) |
| Parasiten | Juckreiz zwischen den Fingern, in der Leiste und im Genital- oder Kopfhaar (Seite 121 ff.) |
| Bakterien | eitrige Hautausschläge; Furunkel |
| Allergie | Nesselsucht; Kontaktekzem; Schwellung, Röte, Juckreiz |
| Viren | Herpes |
| Pilze | Windeldermatitis, Haut- und Fußpilz, Bläschen, rote, nässende Hautbezirke |

Je nach Lokalisation sollten Sie an folgende Ursachen denken –
mit starkem (+) oder sehr starkem (++) Juckreiz:

| Lokalisation | Mögliche Ursachen |
| --- | --- |
| Kopf | Kopfläuse + (Seite 121 f.) |
| Lippen | Herpes simplex |
| Schamhaarbereich | Genital- oder Filzläuse ++ (Seite 123) |
| Genitalbereich | Pilze ++, STD (sexually transmitted disease) + (Seite 128 f.) |
| Hände | Krätze ++ (Seite 122) |
| Füße | Sandfloh ++ (Seite 122), Hautmaulwurf ++ (Seite 146), Bilharziose (Seite 144 f.), Fußpilz + |
| Allgemein | Insektenstiche ++ (Seite 94 f.), Nesselsucht ++, Sonnenallergie ++ (Seite 91), Allergie ++, Hitzepickel |

## WICHTIGE MASSNAHMEN:

- Bei **allergischen Reaktionen**, die oft sehr stark jucken und mit Bläschen (Nesselsucht) oder Rötung einhergehen, allergieauslösende Stoffe wie Kosmetika, Waschmittel, Medikamente und Lebensmittel weglassen.
- **Sonnenallergie** siehe Seite 91.
- **Schweißfrieseln** treten oftmals in warmen Ländern zu Reisebeginn auf. Es kommt zu einer Hautreizung durch den stark salzhaltigen Schweiß mit Rötung, Pickeln, Bläschen und Juckreiz. Spülungen mit klarem Wasser, lockere Kleidung (keine Kunstfasern) und viel trinken helfen. Mit der Gewöhnung an die Hitze lassen die Beschwerden nach einer Weile meist von selbst nach.
- In Schwimmbädern und Saunas, aber auch in tropischem Klima sind Pilzinfektionen häufig. **Hefepilze** bevorzugen feucht-warme

Hautareale, besonders Falten (Zehen, Scham, Achsel...) und moderne Plastikwindeln **(Windeldermatitis)**. Es kommt anfangs zu juckenden Pickeln und Bläschen, die später in rote, nässende und schmerzende Ausschläge übergehen. Wichtig ist, die feuchten Stellen trocken zu legen. Häufig gewechselte und ausgekochte Baumwollwindeln sowie frische Luft helfen.

- Bei **Eiter** ist der Hautausschlag bakteriell infiziert: antiseptische Behandlung, siehe auch Wunden (Seite 97 ff.).
- Flächige dunkle Verfärbungen der Haut (Chloasma) können übrigens in der Schwangerschaft durch Sonnenbestrahlung oder durch die Einnahme einer stark östrogenhaltigen Pille bedingt sein – Sonnenschutz!
- Bei allen anhaltenden oder stark ausgeprägten Beschwerden – **Arzt!**

| Bewährte Homöopathika | |
|---|---|
| Akute, tomatenrote, heiße, geschwollene, evtl. pochende Hautausschläge und Furunkel | **Belladonna C30** alle 2 h |
| Kleine Verletzungen entzünden sich und eitern; Haut oder Furunkel sind heiß und extrem berührungsempfindlich; stechende Schmerzen; Sie sind reizbar, frösteln und verlangen nach Wärme (allgemein und lokal) ⟴ *Besser:* durch feucht-warme Auflagen | **Hepar sulfuris C30** alle 6 – 24 h |
| Brennende, juckende, meist trockene Hautausschläge; aber auch Bläschen; Sie sind rastlos, unruhig, erschöpft ⟴ *Besser:* durch warme Waschungen ⟴ *Schlechter:* durch Kälte oder Kratzen | **Arsenicum album C30** alle 6 – 24 h |
| Trockene, schuppige, brennende und extrem juckende Hautausschläge; Sie kratzen sich blutig | **Sulfur C30** alle 24 h |

| | |
|---|---|
| ⇓ *Schlechter:* in der Bettwärme, nach dem Waschen oder Baden, durch Kratzen; bewährt bei allen trockenen Hautausschlägen inklusive Neurodermitis; aber auch bei wiederkehrenden Furunkeln<br>*Vorsicht:* Gefahr der Erstverschlimmerung (Seite 17)! | |
| Heißer, brennender, stechender Bläschenausschlag, blassrot; bewährt bei Nesselsucht<br>⇑ *Besser:* durch kalte Auflagen<br>⇓ *Schlechter:* am Abend, während des Schlafs und durch Wärme | **Apis C30** alle 3–24 h |
| Feuchtes, stark juckendes Ekzem mit wässriger, brennender Absonderung; häufig am Nacken und am Haaransatz oder in den Gelenkbeugen; fettiger Haartyp; bewährt bei Sonnenallergie, Nesselsucht und Fieberbläschen | **Natrium muriaticum C30** alle 24 h |
| Roter, juckender, brennender Hautausschlag; trocken, wund oder mit roten Bläschen; die Haut ist im akuten Zustand geschwollen, später schuppig und rissig; bewährt bei Nesselsucht, Herpes, Fieberbläschen<br>⇑ *Besser:* in der Wärme<br>⇓ *Schlechter:* in feuchtkaltem Wetter | **Rhus toxicodendron C30** alle 24 h |
| Bläschenartiger Hautausschlag, brennend und juckend – wie von einer Brennnessel; bewährt bei Sonnenallergie und Nesselsucht (z. B. nach Fischgenuss) | **Urtica urens C30** alle ¼ h |

**Schulmedizinische Behandlung**
- Allergische Hautausschläge: Antihistaminika-Gels (Soventol®, Fenistil®) oder Corticoid-Zubereitungen
- Eitrige Hautausschläge: PVP-Jod-Salbe
- Pilzinfektionen: Breitspektrumantimycotikum wie Clotrimazol
- Windeldermatitis: Nystatin-Creme

# HITZEKOLLAPS UND HITZSCHLAG

Ein **Hitzekollaps** entsteht durch Flüssigkeits- bzw. Salzmangel oder durch die Unfähigkeit zu schwitzen. Dem Kollaps geht die **Hitzeerschöpfung** mit Muskelkrämpfen (Seite 76), Schwäche, Schwindel, Sehstörungen, Übelkeit und Erbrechen voraus.
**Dabei ist die Haut blass und kalt-schweißig und es besteht keine Temperaturerhöhung** (im Gegensatz zum Hitzschlag). Werden diese Symptome nicht beachtet, kann es zu Kreislaufzusammenbruch und **Kollaps** kommen (Seite 72 f.).

## WICHTIGE MASSNAHMEN:
- Kühle und Schatten suchen, Füße leicht hoch lagern.
- Viel trinken, um Salz- und Flüssigkeitsverluste auszugleichen (Seite 32 f.).
- Falls diese Maßnahmen keine rasche Besserung bringen – **Arzt!**

| Bewährte Homöopathika bei einem Hitzekollaps | |
|---|---|
| »Sterbens«-Übelkeit, kalter feuchter Schweiß, wobei Sie aufgedeckt sein wollen | **Tabacum C30** alle ¼ h |
| Schwach, Verlangen nach kühler, frischer, zugefächelter Luft, blaue Lippen | **Carbo vegetabilis C30** alle ¼ h |
| Allein oder zusätzlich: Bach-Blüten-Notfall-(Rescue-)Tropfen alle 5 Minuten 5 Tropfen | |

Beim **lebensgefährlichen Hitzschlag** bricht das Wärmeregulationssystem des Körpers zusammen, der Organismus stellt das Schwitzen ein und die Körpertemperatur steigt gefährlich an. Bei Austrocknung (Seite 32 f.), älteren Menschen, Diabetikern, der Einnahme von entwässernden Medikamenten und bei Unfähigkeit zu Schwitzen besteht erhöhte Gefahr. Es kommt zu:

- Verminderung oder Einstellung der Schweißbildung.
- Schwäche, Übelkeit, Schwindel, Muskelkrämpfen, Kopfschmerzen, Verwirrung.
- Die Haut wird rot, heiß und trocken.
- Im Gegensatz zur Hitzeerschöpfung: hohes Fieber (bis 40 °C und höher).
- Bewusstlosigkeit oder stärkstes Krankheitsgefühl.

Ohne umgehende Kühlung kann es zu Krämpfen, Koma, Nierenversagen und schließlich zum Tod kommen.

## WICHTIGE MASSNAHMEN:

- Sofortige, rasche Kühlung: im Schatten lagern (bei Bewusstlosigkeit: Seitenlage) und in kühle, feuchte Tücher einwickeln (auf gute Luftzufuhr achten).
- Kühle, nicht kalte (!) Bäder sind besser, die Temperatur darf aber nicht zu schnell fallen (Kreislauf!) – **Arzt!**
- Anschließend sollten Flüssigkeit und Salze (Seite 32 f.) zugeführt werden.

| Bewährte Homöopathika bei einem Hitzschlag | |
|---|---|
| Hochrotes Gesicht, trockene Haut, Unruhe, Angst | **Aconitum C30** alle ¼ h oder |
| Weite Pupillen, klopfende Kopfschmerzen, Delirium, Benommenheit | **Belladonna C30** alle ¼ h im Wechsel mit |
| Schwach, Verlangen nach kühler, frischer, zugefächelter Luft, blaue Lippen | **Carbo vegetabilis C30** alle ¼ h |

> **Eventuell zusätzlich: Bach-Blüten-Notfall-(Rescue-)Tropfen**
> alle 5 Minuten 5 Tropfen

Siehe auch Sonnenstich (Seite 93), Kollaps (Seite 72 f.), Bewusstlosigkeit (Seite 38 f.), Kreislaufbeschwerden (Seite 77 f.)

# HUSTEN

Husten ist das häufigste Symptom bei Atemwegserkrankungen. In über 80 Prozent der Fälle ist er viral bedingt.

Zusätzliche Beschwerden helfen, die Krankheit einzuordnen:

| Husten | Mögliche Ursachen |
|---|---|
| Wenig oder klarer Auswurf, evtl. leichtes Fieber | viraler Infekt, grippaler Infekt, siehe auch unter Fieber (Seite 52 ff.) |
| Gelb-grüner Auswurf, oft rasselnder Husten, viel Schleim, evtl. leichtes Fieber | eitrige Bronchitis |
| Hohes Fieber und schlechtes Allgemeinbefinden | Lungenentzündung, Grippe, Malaria |
| Atemnot und hohes Fieber | Lungenentzündung |
| Stechende Schmerzen im Brustkorb beim Husten | Rippenfellentzündung, Lungenentzündung, grippaler Infekt |
| Atemnot, aber ohne Fieber | Asthma, Herzerkrankung |
| Krampfartiger Husten, Hustenattacken, Keuchen, Würgen, Erbrechen und Atemnot | spastischer Husten, Keuchhusten, Asthma |
| Über Wochen anhaltender, chronischer Husten | chronische Bronchitis, Lungentuberkulose, Lungenkrebs |

Jede Grippe kann zu einer eitrigen Bronchitis und/oder zu einer Lungenentzündung (Kurzatmigkeit, Schmerzen im Brustkorb und meist hohes Fieber) führen – **Arzt!**

Ältere Menschen und Patienten mit geschwächtem Immunsystem sind besonders gefährdet – **Arzt!**

Bei einem Asthmaanfall kommt es zur Atemnot, oftmals mit pfeifender, mühsamer Ausatmung – **Arzt!**

Wichtig: Chronischen Husten medizinisch abklären lassen – **Arzt!**

## WICHTIGE MASSNAHMEN:

- Zur Schleimlösung reichlich trinken – das erleichtert das Abhusten.
- Inhalieren und Einreiben von Brust und Rücken mit ätherischen Ölen (Kamille, Eukalyptus, Thymian etc.).
- Abklopfen von Brust und Rücken löst den Schleim; Oberkörper dabei leicht nach unten lagern.
- Bei Atemwegserkrankungen unbedingt das Rauchen einstellen!

| Bewährte Homöopathika | |
|---|---|
| Plötzlich beginnender nächtlicher Husten; kurz und pfeifend mit akuter Atemnot und Erstickungsgefühl; Sie sind ängstlich und unruhig<br>◑ *Schlechter:* nach 24 Uhr | **Aconitum C30**<br>alle ½ h |
| Trockener schmerzhafter Husten; Hustenreiz beim tiefen Einatmen; oftmals stechende Schmerzen in der Brust; Sie halten sich den Brustkorb; gieriger Durst auf Kaltes<br>◐ *Besser:* durch warme Getränke<br>◑ *Schlechter:* morgens, abends, nach dem Essen; nach der geringsten Bewegung | **Bryonia C30**<br>alle 4 h |
| Bellender, trockener und krampfartiger Husten | **Belladonna C30**<br>alle 2 h |

| | |
|---|---|
| ❂ *Schlechter:* nachts vor 24 Uhr; durch Kälte und Sprechen | |
| Husten mit Kitzelreiz im Kehlkopf; Übelkeit mit Erbrechen und Schleimrasseln in den Bronchien; Erstickungsgefühl<br>❂ *Schlechter:* an der frischen Luft | **Ipecacuanha C30** alle 2 h |
| Raue Stimme, Heiserkeit oder totaler Stimmverlust; trockener, schmerzhafter Husten; großer Durst auf Kaltes; Blut im Auswurf; Fieber | **Phosphorus C30** alle 12 h |
| Rote, tränende Augen, Schnupfen und Husten im Stehen, besser im Liegen | **Euphrasia D12** alle 4 h |
| Husten und Heiserkeit durch den geringsten Kältereiz; rasselnder, lockerer, aber auch erstickender Husten, stechende Schmerzen im Kehlkopf<br>❍ *Besser:* durch feuchte Wärme (z. B. Inhalieren)<br>❂ *Schlechter:* durch Kälte; Reden | **Hepar sulfuris C30** alle 4 h |
| Anfälle von krampfartigem Zusammenschnüren der Brust mit Atemnot; heftiger, spastischer Husten, der einem den Atem raubt<br>❂ *Schlechter:* durch kalte Getränke | **Cuprum metallicum C30** alle 2 h |
| Morgens lockerer gelb-grüner Auswurf, abends trockener Husten<br>❍ *Besser:* an der frischen Luft<br>❂ *Schlechter:* durch Wärme; abends; im Liegen | **Pulsatilla C30** alle 6 h |

### Schulmedizinische Behandlung

- Schleimlösung durch Acetylcystein (z. B. ACC akut®) oder Ambroxol (z. B. Mucosolvan®)
- Eventuell Hustendämpfung (v. a. nachts) durch Codein, ver-

schreibungspflichtig (z. B. Codipront®)
- Bei eitriger Bronchitis und Lungenentzündung Antibiotika (z. B. Amoxicillin)

**Bei Fern- und Tropenreisen zusätzlich beachten:**
In Malariagebieten muss bei Fieber und Husten immer auch an eine mögliche Malariaerkrankung gedacht werden – **Arzt!**

# KOLLAPS UND OHNMACHT

Vorübergehende Kreislaufschwäche mit kurzfristigem Sauerstoffmangel im Gehirn.

### WICHTIGE MASSNAHMEN:
- Den Kollabierten hinlegen, die Füße hochlegen.
- Kleidung um Hals oder Taille lockern.
- Für frische Luft sorgen.

| Bewährte Homöopathika: Globuli zerdrücken oder in Wasser auflösen und Mund damit bestäuben bzw. benetzen | |
| --- | --- |
| Durch Schreck, Schock oder Schmerzen | **Aconitum C30** alle ¼ h |
| Durch Nervosität und Angst | **Gelsemium C30** alle ¼ h |
| Durch Verletzung jeder Art oder nach körperlicher Erschöpfung | **Arnica C30** alle ¼ h |
| Durch Aufregung | **Coffea C30** alle ¼ h |
| Bei Übernächtigung; zu viel Alkohol, Tabak oder Drogen | **Nux vomica C30** alle ¼ h |
| Durch zu heiße, stickige Luft | **Pulsatilla C30** alle ¼ h |

| Durch Sauerstoffmangel | **Carbo vegetabilis** **C30** alle ¼ h |
|---|---|
| **Allgemein: Bach-Blüten-Notfall-(Rescue-)Tropfen** alle 5 Minuten 5 Tropfen | |

Siehe auch Kreislaufbeschwerden (Seite 77 f.), Bewusstlosigkeit (Seite 38 f.), Hitzekollaps (Seite 67 ff.)

# KOPFSCHMERZEN

Wenn die Schmerzen sehr stark oder ungewöhnlich sind und wenn sie durch die Behandlung nicht besser werden – **Arzt!**

Mögliche Gründe für Kopfschmerzen:

| **Ohne Fieber** | **Mögliche Ursachen** |
|---|---|
| Stress, Sorgen, Kummer | Psychische Ursache (unten) |
| Nackenverspannung | Nackenschmerzen (Seite 86 ff.) |
| Alkohol, Nikotin und Essen | Magenverstimmung (Seite 79 ff.) |
| Sonne oder Hitze | Sonnenstich (Seite 93) und Hitzschlag (Seite 67 ff.) |
| Aufenthalt in der Höhe | Höhenkrankheit (Seite 132 f.) |
| Schnupfen, Nasennebenhöhlenentzündung (Sinusitis) | siehe Seite 49 ff. und 82 f. |
| Kopfverletzung | Verletzung, Wunden (Seite 97 ff.) und Blutungen (Seite 40) |
| Einseitige Kopfschmerzen, evtl. mit Sehstörung oder Übelkeit | Migräne (unten) |
| **Mit Fieber** | **Mögliche Ursachen** |
| Ohne Nackenschmerzen | Fieberhafter Infekt (Seite 52 ff.) |
| Mit starken Nackenschmerzen und steifem Nacken | Meningitis (Seite 140) – **Arzt!** |

## WICHTIGE MASSNAHMEN:

- Bei psychischen Ursachen helfen Entspannung, ausreichend Schlaf, Spazierengehen, frische Luft sowie kalte Kompressen auf Nacken oder Stirn.
- Bei Verspannungen: Gymnastik, warme Bäder, Massagen mit ätherischen Ölen (Eukalyptus-, Lavendel-, Kamillen-, Minzöl). Bedenken Sie: Auch überanstrengte Augen führen zu Schmerzen im Nacken und hinter den Augen.
- Nikotin und Alkohol weglassen.
- Beachten Sie: Kopfschmerzen können auch infolge von Flüssigkeitsmangel oder Unterzucker (zu lange nichts gegessen) auftreten.
- Bei einer Nasennebenhöhlenentzündung treten oft Schmerzen hinter den Augen, der Stirn und den Backen auf: Inhalieren mit ätherischen Ölen und abschwellende Nasentropfen helfen.
- Bei Migräne: die nachstehenden Medikamente als Akutmittel einnehmen. Zusätzlich: Ruhe und ein abgedunkelter Raum.

| Bewährte Homöopathika | |
|---|---|
| Plötzliche, klopfende, berstende Kopfschmerzen; Kopfhaut und Haare sind sehr empfindlich, Gesicht und Augen gerötet<br>◑ *Besser:* durch Ruhe und Dunkelheit<br>◕ *Schlechter:* beim Bücken und bei Erschütterung; durch helles Licht; Lärm; Gerüche; beim Hinlegen und am Nachmittag; durch Sonne | **Belladonna C30**<br>alle 1 h |
| Dumpfe, schwere, auch pulsierende Kopfschmerzen, die vom Nacken zu einem oder beiden Augen aufsteigen; Gefühl, als wäre der Kopf in einem Schraubstock eingespannt; Kopfschmerzen durch seelische Belastung, Angst, Stress, Grippe; Sie fühlen sich müde, schlapp und benommen; davor | **Gelsemium C30**<br>alle 4 h |

oft Sehstörungen mit verwischter oder verschwommener Sicht

🜨 *Besser:* durch Abgang von Urin; durch Beugen des Kopfes nach hinten

☿ *Schlechter:* in der Sonne, durch Tabak

| | |
|---|---|
| Berstende Kopfschmerzen, hinter dem Auge; von der Stirn zum Nacken ziehend; Sie müssen den Kopf absolut ruhig halten; sind sehr ärgerlich und reizbar<br><br>🜨 *Besser:* durch kalte Auflagen und Druckmassagen der schmerzhaften Stellen<br>☿ *Schlechter:* durch die kleinste Bewegung und durch Wärme | **Bryonia C30**<br>alle 4 h |
| Bei Kopfschmerzen im Hinterkopf, morgens gleich nach dem Aufstehen; v. a. katerartige Kopfschmerzen nach Völlerei und zu viel Alkohol; Kopfschmerzen mit Übelkeit und Brechreiz; v. a. bei schlecht gelaunten, reizbaren Menschen | **Nux vomica C30**<br>alle 4 h |
| Klopfende, hämmernde Kopfschmerzen, denen Sehstörungen wie Blitze und Flimmern vor den Augen oder auch ein taubes Gefühl an Lippen, Zunge oder Nase vorausgehen; oft verbunden mit Übelkeit und Erbrechen<br><br>☿ *Schlechter:* morgens beim Aufwachen; durch Sonne; vor, bei Beginn und nach der Periode | **Natrium muriaticum C30**<br>alle 4 h |
| Kopfschmerzen mit Schweregefühl, Schwindel, Übelkeit und Benommenheit; durch Sorgen, Übernächtigung, Jetlag, auf Reisen<br>☿ *Schlechter:* Bewegung; Licht; Geräusche | **Cocculus C30**<br>alle 4 h |

**Schulmedizinische Behandlung**
Schmerzmittel wie Acetylsalicylsäure (ASS) oder Paracetamol

**Bei Fern- und Tropenreisen zusätzlich beachten:**
Bei Kopfschmerzen und Fieber immer an Malaria (Seite 137 ff.),
Dengue-Fieber (Seite 135 f.) und Meningitis (Seite 140) denken.

# KRÄMPFE

Muskelkrämpfe können durch einen Magnesiummangel bedingt
sein. Andere mögliche Ursachen:

| Auslöser / Ursachen | Behandlungshinweise |
|---|---|
| Hitze | Hitzeerschöpfung (Seite 67 ff.) |
| Flüssigkeits- und Mineralverlust (Schweiß, Fieber, Durchfall, Erbrechen) | Austrocknung (Seite 32 f.) |

| Bewährte Homöopathika | |
|---|---|
| Krämpfe, Zuckungen; blassblaue Lippen, Kältegefühl; Durchfall und Wadenkrämpfe; auch Krämpfe in Fingern, Füßen und Zehen | **Cuprum metallicum C30** 1x, bei Bedarf wiederholen |
| Waden- und Schreibkrämpfe; krampfartige, zusammenziehende Schmerzen **☉** *Besser:* Wärme, Reiben, Massage und Druck | **Magnesium phosphoricum C30** 1x, bei Bedarf wiederholen |

**Schulmedizinische Behandlung**
Versuch mit einem Magnesiumpräparat (bei Erwachsenen
mindestens 300 mg Magnesium pro Tag)

# KREISLAUFBESCHWERDEN UND SCHWINDEL

Anpassungsschwierigkeiten an ein fremdes Klima (besonders schwüle Hitze), zu niedriger Blutdruck, unzureichende Flüssigkeitsaufnahme und beginnende Erkrankungen (z. B. Infektionen) können zu Kreislaufproblemen mit folgenden Symptomen führen:

- Schwindel, eher schwankend, oft beim Aufstehen oder Aufrichten aus dem Liegen oder Bücken.
- Ihnen wird »schwarz vor Augen«.
- Unruhegefühl und zittrige Schwäche.

## WICHTIGE MASSNAHMEN:
- Vorbeugend: Kreislauf durch Sport und Fitness trainieren.
- Trinken Sie reichlich.
- Bei leichteren Beschwerden hilft ein Glas Sekt, ein starker Kaffee oder Tee.
- Bei Drehschwindel sollten Sie auch an eine Innenohrerkrankung denken. Siehe auch Reisekrankheit (Seite 115 ff.), Ohrenbeschwerden (Seite 83 ff.), Tauchen (Seite 133 ff.) – **Arzt!**

| Bewährte Homöopathika | |
|---|---|
| Sie sind blass, blau, kalt, wollen zugedeckt sein; Ohnmacht | **Camphora C30** alle ¼ h |
| Ohnmächtige Schwäche mit kaltem Schweiß auf der Stirn; Sie sind totenblass und Ihnen ist kalt; bewährt bei niedrigem Blutdruck und Brechdurchfall | **Veratrum album C30** alle ¼ h |
| Ihnen ist »sterbensübel«; Sie sind schwach, zittrig, kalt-schweißig, wollen aber aufgedeckt sein; bei Herzbeschwerden und Unterzucker | **Tabacum C30** alle ¼ h |

| | |
|---|---|
| Sie sind kalt, schwach, ängstlich, unruhig; Sie verlangen nach Wärme und warmen Getränken; bewährt bei Brechdurchfall | **Arsenicum album C30** alle ¼ h |
| Sie sind schlapp, müde, benommen; Gefühl, das Herz bleibe stehen; mit zittriger Schwäche; bewährt bei (Sommer-)Grippe | **Gelsemium C30** alle ¼ h |
| **Eventuell zusätzlich: Bach-Blüten-Notfall-(Rescue-)Tropfen** alle 5 Minuten 5 Tropfen | |

**Schulmedizinische Behandlung**
Zusätzlich Kreislaufmittel wie Etilefrin (z. B. Effortil®), bei Drehschwindel Dimenhydrinat (z. B. VomexA®)

Siehe auch Ohnmacht (Seite 72 f.), Schock (Seite 89 ff.), Hitzeerschöpfung (Seite 67 ff.), Austrocknung (Seite 32 f.), Höhenkrankheit (Seite 132 f.), Durchfallerkrankungen (Seite 43 ff.)

# LEBENSMITTELVERGIFTUNGEN

Auslöser sind meist durch Bakterien verursachte, hitzestabile Giftstoffe (Toxine). Die häufigsten Symptome sind:
- Magenbeschwerden (Seite 79 ff.), Bauchschmerzen (Seite 33 ff.), Durchfall (Seite 43 ff.)
- Erbrechen, Übelkeit (Seite 47 ff.)
- Kreislaufbeschwerden (Seite 77 f.)
- Krämpfe (Seite 76)

Zur Behandlung siehe unter den jeweiligen Beschwerden.

# MAGENBESCHWERDEN UND VERDAUUNGSSTÖRUNGEN

Ungewohnte Nahrung, scharf und stark gewürzte Speisen, Alkohol, Kaffee, Eis, Nikotin, Medikamente, Sorgen und seelische Anspannung sowie bakterielle oder virale Infektionen begünstigen Magen- und Verdauungsbeschwerden oder lösen diese aus.

**Mögliche Symptome:**
- Sodbrennen, Magendruck und Völlegefühl, Übelkeit und Erbrechen
- Magenschmerzen zwischen Nabel und Brustbein und eventuell bis hoch zum Hals (siehe Abbildung auf Seite 35)

**WICHTIGE MASSNAHMEN:**
- Vermeiden Sie alle magenreizenden Faktoren (siehe oben).
- Vermeiden Sie negativen Stress und unnötige Belastungen.
- Nehmen Sie ein paar Tage leichte bzw. leicht verdauliche Nahrung (Zwieback und Tee, z. B. Kamille) zu sich.
- Vermeiden Sie zu große Portionen; mehrere kleinere Mahlzeiten sind bekömmlicher.
- Bei Übelkeit und Verdauungsbeschwerden helfen Ingwer (oder ingwerhaltige Präparate).
- Achtung: Starke Schmerzen, eventuelles Erbrechen von kaffeesatzartigem Blut oder Stuhl (durch Blut schwarz gefärbt), können auf blutende Magen-Darm-Geschwüre hinweisen – **Arzt!**

| **Bewährte Homöopathika** | |
| --- | --- |
| Allgemein bewährt bei Magen-Darm-Störungen aller Art; besonders nach verdorbenen Speisen, Lebensmittel- und Nahrungsunverträglichkeiten (z. B. auf Fernreisen), Vergiftungen aller Art; zum Aufbau der Darmflora nach Antibiotika | **Okoubaka D2** alle 1–6 h |

| | |
|---|---|
| und Durchfall, in der Rekonvaleszenz nach Infekten | |
| Durch Früchte, Fisch, Saures und Kaltes kommt es zu brennenden Magenschmerzen, Erbrechen und Durchfall; nach verdorbener Nahrung (oft Fisch und Fleisch) mit Brechdurchfall; Sie sind appetitlos und schwach (auch nach erschöpfenden Krankheiten); durstig auf warme Getränke; ängstlich und unruhig<br>↻ *Schlechter:* nachts | **Arsenicum album C30**<br>alle 1 h |
| Träger Magen mit starkem Gasbauch (eher Oberbauch), Atembeklemmungen und Luftaufstoßen; Sie bekommen beim Essen und v. a. nach Alkohol leicht einen roten Kopf; kalter Körper mit Schwindel, Schwäche und Übelkeit; Blähungen nach fettem und zu reichlichem Essen; starkes Verlangen nach kühler, frischer Luft | **Carbo vegetabilis C30**<br>alle 1 h |
| Bauchschmerzen, der ganze Bauch ist aufgebläht; Durchfall nach dem Essen; Sie fühlen sich schwach und ohne Appetit; v. a. nach Obst | **China C30**<br>alle 4 h |
| Stechende Magenschmerzen mit Übelkeit und Erbrechen, die gleich nach reichlichem, fettem Essen oder nach kalten Speisen im überhitzten Zustand auftreten; Steingefühl im Magen mit großem Durst auf Kaltes<br>↻ *Schlechter:* durch die kleinste Bewegung | **Bryonia C30**<br>alle 4 h |
| Beschwerden nach zu schwerem Essen; bei verdorbenem Magen, zu viel Alkohol, Nikotin, Drogen und Arzneimittel; Sie müssen sauer und bitter aufstoßen; Brechreiz und Würgen, ohne richtig erbrechen zu können; krampfartige Magen- und Bauch- | **Nux vomica C30**<br>alle 4 h |

| | |
|---|---|
| schmerzen; Verstopfung; Steingefühl im Magen und mäßiger Durst<br>𝇈 *Besser:* durch Wärme und Ruhe<br>𝇈 *Schlechter:* morgens; durch Kälte und Ärger | |
| Verdauungsstörung nach Durcheinanderessen; Unverträglichkeit von Fett, Eis oder Schweinefleisch; Steingefühl im Magen und kaum Durst; ranziges Aufstoßen, Übelkeit und Erbrechen (ca. 1–2 Stunden nach dem Essen); starkes Verlangen nach frischer Luft | **Pulsatilla C30**<br>alle 4 h |
| Ständiges, saures Aufstoßen mit Erbrechen und Übelkeit; Durchfall; krampfartige Magenschmerzen; Sie sind stark aufgebläht; Gier nach Süßem, aber schlechter dadurch (auch durch Salz und Käse); Sie sind nervös und immer in Eile | **Argentum nitricum C30**<br>alle 2 h |
| Sodbrennen mit brennenden Magenschmerzen und großem Durst | **Phosphorus C30**<br>bei Bedarf 1x |
| Übelkeit beim Geruch von Speisen; mit Durchfall, Kältegefühl und Zittrigkeit | **Colchicum C30**<br>alle 4 h |

**Schulmedizinische Behandlung**
- Bei Völlegefühl und Magendruck sowie bei Übelkeit und Erbrechen Therapieversuch mit verschreibungspflichtigem Metoclopramid (z. B. MCP Ratiopharm®, Paspertin®)
- Bei Sodbrennen säurebindende Medikamente (z. B. Kompensan®, Maaloxan®, Talcid®) oder Mittel, welche die Säurebildung hemmen (wie Omeprazol®)

Siehe auch Durchfall (Seite 43 ff.), Lebensmittelvergiftung (Seite 78), Kreislaufbeschwerden (Seite 77 f.), Bauchschmerzen (Seite 33 ff.), Erbrechen (Seite 47 ff.)

# NASENNEBENHÖHLEN-ENTZÜNDUNG (SINUSITIS)

Klingt ein Schnupfen nicht nach einer Woche ab, kann es zur (eitrigen) Nasennebenhöhlenentzündung kommen. Die Symptome sind:

- Gelbgrünes Nasensekret (kann auch über den Rachen ablaufen)
- Einseitig verstopfte Nase (oft nachts)
- Kopfschmerzen (oft Stirn), besonders beim Bücken
- Schmerzen auf Druck oder Beklopfen der Wangen oder Stirn
- Empfindliche Zähne im Oberkiefer mit Zahnschmerzen

## WICHTIGE MASSNAHMEN:
- Heiße Dampfbäder mit ätherischen Ölen (Kamille)
- Feucht-heiße Auflagen auf Gesicht und Stirn

| Bewährte Homöopathika | |
|---|---|
| Akute Entzündung mit plötzlich kommenden und gehenden, heftig pochenden Schmerzen in Stirn oder Nebenhöhle; auch mit hohem Fieber<br>**U** *Schlechter:* Erschütterung | **Belladonna C30** alle 1–6 h |
| Dicker, gelb-grüner »Rotz«, der morgens in großen Mengen abgeht; abends ist die Nase dagegen verstopft; pressende Schmerzen an der Nasenwurzel und Geruchsverlust<br>**☊** *Besser:* an der frischen Luft<br>**U** *Schlechter:* in stickigen, heißen Räumen | **Pulsatilla C30** alle 1–6 h |
| Bei Vereiterung mit dickem, gelbem, eitrigem Sekret und stechenden Schmerzen; Sie sind äußerst kälteempfindlich und gereizt | **Hepar sulfuris C30** alle 1h |

| | |
|---|---|
| ◑ *Besser:* durch Wärme, Einhüllen und heiße Dampfbäder | |
| Mit zähen, Faden ziehenden, gelb-grünen Schleimpfropfen und Druck an der Nasenwurzel; wunde Nasenlöcher und Borken; Schmerzpunkte an Wangen und Stirn | **Kalium bichromicum C30** alle 1–6 h |
| Eitrig grünes, übel riechendes Sekret, wunde, krustige Nasenlöcher mit Geschwüren und Nasenbluten; übler Mundgeruch, starker Speichelfluss und nächtliches Schwitzen<br>◐ *Schlechter:* nachts | **Mercurius solubilis C30** alle 1–6 h |

**Schulmedizinische Behandlung**
- Abschwellende Nasentropfen und schleimlösende Medikamente
- Falls das nicht hilft: verschreibungspflichtige Antibiotika wie Amoxicillin oder Cefalosporine

Siehe auch Erkältung und Schnupfen (Seite 49 ff.)

# OHRENSCHMERZEN

**Gehörgangsentzündung** (meist durch Bakterien und Pilze): Die Schmerzen werden beim Berühren der Ohrmuschel stärker; manchmal Ausfluss aus dem Ohr und leichtes Fieber.

**Tubenkatarrh:** Da das Mittelohr nicht mehr über die eustachische Röhre belüftet wird, kommt es zu dumpfen, drückenden Ohrenschmerzen, schlechterem Hören, Ohrgeräuschen und eventuell auch zu Schwindel. Druckausgleich (durch Blasen in die zugehaltene Nase) gelingt oftmals nicht und löst Schmerzen aus.

**Mittelohrentzündung:** oft Folge des Tubenkatarrhs; es kommt zu starken Schmerzen, oft mit Fieber und schlechterem Hören.

**Trommelfelldurchbruch:** kann bei einer Mittelohrentzündung, aber auch beim Tauchen entstehen.

**Fremdkörper** (Steinchen, Insekten, Kerne, Erbsen usw.) können zu einer Gehörgangentzündung führen (siehe oben).

## WICHTIGE MASSNAHMEN:

- Zwiebelwickel bei Tubenkatarrh und beginnender Mittelohrentzündung: eine kleine rohe, gehackte Zwiebel in ein Tuch einwickeln, auf das Ohr legen, eventuell Wärmflasche drauf.
- Bei Tubenkatarrh und Schnupfen hilft Inhalieren mit ätherischen Ölen (z. B. Kamille) als Dampfbad.
- Bei Ausfluss – **Arzt!** Auf Reisen das Ohr dreimal täglich trocken legen: saugfähiges Papier auf Streichholzgröße zwirbeln, vorsichtig drehend in den Gehörgang einführen (Schmerzen vermeiden) und zehn Minuten liegen lassen.
- Bei Trommelfelldurchbruch nicht tauchen. Kommt Wasser in das Mittelohr, irritiert dies den Gleichgewichtssinn und es kommt zu Desorientierung, Schwindel und Übelkeit. Baden ist erlaubt, solange keine Entzündung besteht und der Gehörgang mit Watte abgedichtet worden ist. Das Eindringen von Wasser ins Ohr muss vermieden werden.
- Bei Fremdkörpern (auch bei Ohrenschmalzpropf) spülen: ein paar Tropfen Olivenöl ins Ohr, zum Schmieren und Erweichen, dann den Gehörgang mit lauwarmem Wasser spülen (10-ml-Spritze). Nie mit spitzen Gegenständen oder Nadeln ins Ohr fahren – Verletzungsgefahr! Bei Fremdkörpern, die quellen können (z. B. Erbsen) darf nicht gespült werden – **Arzt!**
- Bei starken Schmerzen, hohem Fieber, anhaltenden Ohrgeräuschen, plötzlicher Taubheit oder starkem Schwindel und wenn die Beschwerden nicht besser werden – **Arzt!**

## Bewährte Homöopathika

| | |
|---|---|
| Sehr nützlich im Frühstadium einer Mittelohrentzündung ohne besondere zusätzliche Symptomatik | **Ferrum phosphoricum D12** alle ½ h |
| Plötzlich, starke heftige Schmerzen (durch kalten, trockenen Wind); unruhig und ängstlich; auch mit hohem Fieber | **Aconitum C30** alle ½ h |
| Bei akuter Entzündung mit plötzlichen, heftigen und klopfenden Schmerzen, Hitze- und Völlegefühl in Ohr und Gesicht, Fieber | **Belladonna C30** alle ½ h |
| Starke, heftige und schießende Ohrenschmerzen nach Einwirkung von Kälte (Wind, Wetter, Wasser)<br>🜂 *Besser:* durch Wärme | **Magnesium phosphoricum C30** bei Bedarf 1x |
| Mit stechenden Schmerzen und extremer Kälteempfindlichkeit; scharfe, eitrig-gelbe, auch blutige Absonderung aus dem Ohr; Knacksen im Ohr; Juckreiz; Sie sind sehr gereizt<br>🜂 *Besser:* durch Wärme | **Hepar sulfuris C30** alle 4 h |
| Bei Tubenkatarrh; Gefühl, das Ohr sei verstopft; daher schwerhörig; heftige Schmerzen; äußeres Ohr geschwollen und gerötet; einseitige Wangenröte; Juckreiz; milder, gelber Ausfluss<br>🜂 *Besser:* manchmal durch kalte Auflagen<br>☋ *Schlechter:* nachts; durch Bettwärme | **Pulsatilla C30** alle 4 h |
| Übel riechender, eitriger, scharfer Ausfluss aus dem Ohr; übler Mundgeruch, starker Speichelfluss und nächtliches Schwitzen | **Mercurius solubilis C30** alle 6 h |

## Schulmedizinische Behandlung

- Bei Tubenkatarrh abschwellende Nasentropfen; gegen die Schmerzen Aspirin® oder Paracetamol

- Bei bakterieller Mittelohrentzündung verschreibungspflichtige Antibiotika (z. B. Amoxicillin)
- Bei Gehörgangsentzündung: Ohrentropfen (mit Antibiotika, Pilzmittel, Kortison)

Siehe auch Erkältung (Seite 49 ff.), Fieber (Seite 52 ff.)

# RÜCKEN- UND NACKENSCHMERZEN

Ungewohnte sportliche Aktivitäten, stundenlanges Sitzen, sich Verkühlen, »sich Verlegen« im Schlaf, psychische Anspannung, Verletzungen wie Prellungen können zu Beschwerden führen.

## WICHTIGE MASSNAHMEN:
- Wärme durch Bäder, feucht-warme Auflagen, Wärmflasche und wärmende Pflaster oder Salben sowie Massagen.
- Leichte Bewegung ist oftmals besser als totale Ruhigstellung.
- Lähmungserscheinungen können auf einen Bandscheibenvorfall hinweisen – **Arzt!**
- Schmerzen unter den letzten Rippen können auf eine Nierenerkrankung hinweisen (Seite 41 ff.).

| Bewährte Homöopathika | |
|---|---|
| Erstes Mittel bei Verletzungen und Überanstrengung; Gefühl wie verrenkt, geprellt, wund oder zerschlagen; überempfindlich<br>**↻** *Besser:* durch Ruhe<br>**↺** *Schlechter:* durch die kleinste Berührung, durch Bewegung und nass-kaltes Wetter | **Arnica C30** alle 1–6 h |
| Reißende Schmerzen; taubes, lahmes und eingeschlafenes Gefühl; obwohl anfangs | **Rhus toxicodendron C30** alle 6 h |

| | |
|---|---|
| steif und schmerzhaft, bessert andauernde leichte Bewegung; Sie fühlen sich rastlos und müssen sich bewegen, da Ruhigstellung schmerzt<br>◖ *Besser:* durch Wärme und Massagen<br>◑ *Schlechter:* durch Kälte und Nässe; Verheben und Verlegen; durch starke Anstrengung | |
| Stechende, schießende Schmerzen durch die kleinste Bewegung; Sie müssen sich absolut ruhig halten; sind reizbar und durstig<br>◖ *Besser:* durch Liegen auf der schmerzhaften Seite | **Bryonia C30**<br>alle 6 h |
| Bei Kreuzschmerzen v. a. nachts; Sie müssen sich aufsetzen, um sich im Bett umdrehen zu können; Kribbeln oder taubes Gefühl im Kreuz oder in den Beinen<br>◑ *Schlechter:* durch Kälte; Zug und Pressen bei Stuhlgang | **Nux vomica C30**<br>alle 6 h |
| Bei Ischiasbeschwerden mit schießenden, stechenden, krampfenden Schmerzen; meist nachts; Sie müssen oft die Lage wechseln<br>◖ *Besser:* durch Wärme und festen Druck<br>◑ *Schlechter:* durch Kälte | **Magnesium phosphoricum C30** alle 4 h |
| Bei Ischiasbeschwerden; Sie müssen das schmerzhafte Bein anziehen; mit Taubheitsgefühl; Wärme hilft nur anfangs | **Colocynthis C30**<br>alle 4 h |
| Bei Wirbelsäulenprellung mit Nervenschmerzen; bewährt bei Steißbeinprellung | **Hypericum C30**<br>alle 4 h |
| Dumpfe Nacken- und Kopfschmerzen; die Nacken- und Schultermuskeln sind steif und schmerzen; evtl. mit Schwindel und Ohrensausen | **Gelsemium C30**<br>alle 6 h |

| | |
|---|---|
| ❶ *Besser:* durch lokale Wärme und Massagen<br>❷ *Schlechter:* in der Sonne; durch Anstrengung und Stress | |
| Akuter steifer Nacken nach Verletzung, Zug oder Verlegen; die geringste Bewegung schmerzt; Wärme wird nicht vertragen; mit (ängstlicher) Unruhe, Hitze und Durst | **Aconitum C30**<br>alle 1–6 h |

**Schulmedizinische Behandlung**
- Entzündungshemmende, schmerzlindernde oder wärmende, muskelentspannende Einreibungen
- Schmerzmittel wie Ibuprofen oder Diclofenac

# SCHLAFSTÖRUNGEN

Ein ungewohntes Bett, Aufregung und Jetlag sind mögliche Ursachen.

## WICHTIGE MASSNAHMEN:
- Pflanzliche Mittel (z. B. Baldrian, Hopfen, Melisse).
- Zur schnelleren Anpassung an die neue Zeitzone möglichst bis zur dortigen normalen Schlafenszeit wach bleiben – so gewöhnen Sie sich am schnellsten an den neuen Rhythmus.

| Bewährte Homöopathika | |
|---|---|
| Durch Gedanken überwach; Sie können nicht abschalten; durch übermäßige Freude; evtl. mit nervösem Herzen; Folge von Kaffeegenuss | **Coffea C30**<br>1x, bei Bedarf wiederholen |
| Unruhiger Schlaf, Sie werfen sich hin und her; Schlaflosigkeit durch fiebrige Unruhe | **Aconitum C30**<br>1x, bei Bedarf |

| | |
|---|---|
| oder Schock; Sie schrecken (mit Albträumen) aus dem Schlaf | wiederholen |
| Durch Angst und Unruhe; Sie stehen nachts auf, gehen auf und ab, frieren und verlangen nach warmen Getränken | **Arsenicum album C30**; 1x, bei Bedarf wiederholen |
| Durch hektische Aufregung vor der Reise; Sie glauben, mit den Reisevorbereitungen nicht fertig zu werden | **Argentum nitricum C30**; 1x, bei Bedarf wiederhol. |
| Nach körperlicher Anstrengung; Sie fühlen sich zerschlagen und übermüdet; das Bett scheint zu hart | **Arnica C30** 1x, bei Bedarf wiederholen |
| Gestörter Schlafrhythmus (durch Nachtwachen, Jetlag, Kummer); tagsüber sind Sie todmüde, nachts hellwach; Sie können trotz Müdigkeit nicht einschlafen oder wachen immer wieder auf; mit Schwindel | **Cocculus C30** 1x, bei Bedarf wiederholen |
| Bei reizbaren, ärgerlichen Menschen; Workaholics und Managern; nach Stress, Ärger, Völlerei; Kaffee-, Nikotin-, Alkohol-, Medikamenten- und Drogenmissbrauch | **Nux vomica C30** 1x, bei Bedarf wiederholen |

# SCHOCK (KREISLAUFSCHOCK)

Durch Zusammenbruch des Kreislaufs. Dabei handelt es sich immer um eine lebensgefährliche Situation – **Arzt!**

| Art des Schocks | Mögliche Ursachen |
|---|---|
| Traumatischer Schock | Verletzungen (S. 97 ff.), Blutungen (S. 40) |
| Septischer Schock | Schwere Infektionen |
| Allergischer Schock | Insektenstiche (S. 94 f.), Medikamente (z. B. Antibiotika) oder Nahrungsmittel |
| Flüssigkeitsverlust | Siehe Austrocknung (Seite 32 f.) |

**Anfängliche Symptome:**
- Schwindel und Schwäche
- Inneres Unruhegefühl
- Puls wird schnell und schwach
- Übelkeit, eventuell Erbrechen
- Blässe der Haut, oft kalt-feucht

**Dann:**
- Ohnmacht, Kollaps oder Bewusstlosigkeit

**Zusätzlich bei allergischem Schock:**
- Juckreiz
- Husten, Atemnot
- Durchfall oder Erbrechen
- Niesreiz
- Ausschlag

**Zusätzlich bei septischem Schock:**
- Hohes Fieber

## WICHTIGE MASSNAHMEN:
- Bei Bewusstlosigkeit: stabile Seitenlage und die Füße etwas höher lagern.
- Blutungen stoppen.
- Wann immer möglich – **Arzt!**
- Wenn bei Bewusstsein: trinken lassen (Zucker-Salz-Lösung, Seite 33).

| **Homöopathischer Behandlungsversuch:** Globuli zerdrücken oder in Wasser auflösen und Mund damit bestäuben bzw. benetzen | |
|---|---|
| Durch Verletzung jeder Art und Blutungen | **Arnica C30** alle ¼ h |
| Allergischer Schock bei Insektenstichen | **Apis C30** alle ¼ h |
| **Allgemein: Bach-Blüten-Notfall-(Rescue-)Tropfen** alle 1–5 Minuten 5 Tropfen | |

Siehe auch Bewusstlosigkeit (Seite 38 f.), Kreislaufstörungen (Seite 77 f.); bei seelischem Schock siehe auch Kollaps / Ohnmacht (Seite 72 f.)

# SONNENALLERGIE

Es handelt sich um eine allergische Reaktion der Haut nach Sonnenbestrahlung mit Rötung der Haut, Bläschen oder Pickeln und Juckreiz.

## WICHTIGE MASSNAHMEN:
- Gewöhnen Sie die Haut langsam an die Sonne.
- Verwenden Sie hypoallergene Sonnencremes / -gele.
- Meiden Sie allergieauslösende Substanzen (z. B. Kosmetika).
- Nehmen Sie Kalzium-Gaben (Brausetablette, Trinkampulle) vor der Reise; bei Ausschlag das Kalzium hoch dosieren (bis zu 1 g).
- Meiden Sie die Sonne, solange der Ausschlag besteht.

**Bewährte Homöopathika**
Natrium muriaticum, Sulfur und Urtica urens haben sich bewährt, siehe Hautausschläge (Seite 63 ff.)

**Schulmedizinische Behandlung**
Bei ausgeprägter Symptomatik Antihistaminika-Einnahme (z. B. Fenistil®, Cetirizin) und Corticoid-Cremes (z. B. Dermatop®)

# SONNENBRAND

Die Haut verbrennt durch zu intensive UV-Strahlung; es kommt zu Rötung, Schmerzen und eventuell auch zu Blasenbildung.

## WICHTIGE MASSNAHMEN:

**Zur Vorbeugung:**

- Gewöhnen Sie die Haut an die Sonne: Sonnenbäder langsam steigern und die Haut nicht der prallen Mittagssonne aussetzen.
- Anfangs Sonnencreme mit hohem Lichtschutzfaktor verwenden.
- Bedenken Sie, dass die UV-Strahlung in Äquatornähe und im Gebirge besonders intensiv ist.
- Eis (auf Gletschern), Wasser, Metall und weißer Sand reflektieren und verstärken die Sonnenstrahlung.
- Wasser, Cremes und Öle auf der Haut verstärken ebenfalls die UV-Strahlung.
- UV-Licht durchdringt das Wasser, deshalb auch Vorsicht beim Schwimmen und Schnorcheln!
- Lesen Sie das Kapitel Klimaanpassung (Seite 130 f.).

**Behandlung:**

- Feucht-kalte Essigkompressen (auch Zitronensaft) dienen der Schmerzlinderung.
- Vitamin E (als äußere Hautpflege) bietet einen gewissen Schutz gegen Sonnenbrand und vorzeitiges Altern der Haut.

| Bewährte Homöopathika | |
|---|---|
| Wenn die Haut brennt, trocken, rot und heiß ist; auch klopfende Empfindungen oder Schmerzen können vorhanden sein | **Belladonna C30** alle 4 h |
| Wenn sich kleine Bläschen bilden | **Urtica urens C30** alle 4 h |
| Wenn sich größere Bläschen bilden | **Cantharis C30** alle 4 h |
| **Äußerlich:** Wund- und Brandcreme (Seite 24) | |

**Schulmedizinische Behandlung**
Bei starken Schmerzen: Acetylsalicylsäure (ASS), evtl. Corticoid-Lotion

# SONNENSTICH

Wenn der Kopf ungeschützt der prallen Sonne ausgesetzt ist, kann es zum Sonnenstich kommen mit Symptomen wie:
• Berstende Kopfschmerzen und rotes Gesicht
• Übelkeit, Erbrechen
• Im Extremfall Bewusstlosigkeit

## WICHTIGE MASSNAHMEN:
• Vorbeugend Kopfschutz (Hut, Tuch, Schirm), v. a. bei Kindern!
• Vermeiden Sie Alkohol und das Schlafen in der prallen Sonne.
• Halten Sie sich im Schatten auf, ruhen Sie und trinken Sie viel.
• Bei Bewusstseinstrübung oder wenn die Beschwerden nicht bald besser werden – **Arzt!**

| Bewährte Homöopathika | |
|---|---|
| Klopfende Kopfschmerzen; roter Kopf; schweißige Haut; weite Pupillen; Benommenheit | **Belladonna C30** alle ½ h |
| Hochroter Kopf; trockene Haut; Sie sind unruhig und voller Angst | **Aconitum C30** alle ½ h |
| Stechende Kopfschmerzen; blassroter Kopf; Sie sind verwirrt und unruhig | **Apis C30** alle ½ h |
| Klopfende Kopfschmerzen; blauroter Kopf; Sie sind verwirrt, Ohnmacht | **Glonoinum C30** alle ½ h |

Siehe auch Hitzschlag (Seite 67 ff.)

# STICHE UND BISSE

**Insektenstiche:** können sich entzünden oder allergische Reaktionen auslösen. In tropischen Ländern stellen sie den Übertragungsweg verschiedener Krankheiten dar (Seite 135 ff.).
**Zecken:** können auch bei uns in Europa Krankheiten wie Borreliose (Seite 147) oder FSME (Seite 148 f.) übertragen.
**Tierbisse:** entzünden sich leicht. Im Ausland: Achtung Tollwutgefahr (Seite 153)!

## WICHTIGE MASSNAHMEN:
### Zur Vorbeugung:
- Vermeiden Sie Mückenstiche (Seite 121).
- Wenden Sie Insekten abweisende Mittel an: Ätherische Öle sollten Zitronell (z. B. Zanzarin®) enthalten, chemische Präparate DEET (z. B. Autan®).
- Knoblauch und Vitamin B1, regelmäßig eingenommen (fragen Sie Ihren Heilpraktiker oder Apotheker), verändern den Körpergeruch – selbst Moskitos schrecken davor zurück.
- Probieren Sie die homöopathische Mückenprophylaxe (siehe unten).

### Behandlung:
- Nicht kratzen! Aufgekratzte Mückenstiche antiseptisch behandeln (siehe Seite 22); vor allem in warmen Ländern entzünden sie sich schnell und eitern leicht.
- Legen Sie kühle, feuchte Kompressen oder Eis gegen die Schwellung und den Juckreiz auf.
- Reiben Sie den Stich mit der eigenen Spucke, mit frischem Knoblauch oder mit Zwiebelsaft ein – jedes Land hat seine eigenen Tipps, erkundigen Sie sich!
- Nach einem Bienenstich den Stachel entfernen; Essig oder verdünnte essigsaure Tonerde als Kompresse auflegen; bei allergischen Reaktionen oder bei Stichen in Mund oder Rachen – **Arzt!**

- Zecke umgehend entfernen: Fassen Sie mit einer Pinzette das Tier möglichst nahe der Stichstelle am Kopf und drehen oder ziehen Sie es vorsichtig heraus. Das vorherige Abtöten der Zecke durch Öl oder Ähnliches ist nicht sinnvoll, da im Todeskampf vermehrt Speichel mit Erregern ausgestoßen werden kann. Anschließend sollten Sie die Stichstelle beobachten; bei einer flächenhaften, langsam größer werdenden Rötung (Wanderröte, Symptom der Borreliose) – **Arzt!**
- Tierbisse gut reinigen; zudem siehe Wundbehandlung (Seite 97).

| Bewährte Homöopathika | |
|---|---|
| Bienen- und Wespenstiche; Insektenstiche mit blassroter Schwellung; stechende Schmerzen<br>⋂ *Besser:* durch kühlende Umschläge<br>⋃ *Schlechter:* durch Kratzen | **Apis C30**<br>alle 1 h |
| Allergische Reaktionen auf Mücken-, Bienen- oder Wespenstiche (bis hin zum allergischen Schock) und Stiche im Mund und Rachenraum | **Apis C30** oder **C200**<br>alle 1–5 Min<br>**– Arzt!** |
| Bewährt bei Stichen und Bissen aller Art | **Ledum C30**<br>alle 4 h |
| Als Prophylaxe / Vorbeugung gegen Insektenstiche | **Staphisagria D12**<br>alle 24 h |
| Treibt Fremdkörper wie Zeckenköpfe aus | **Silicea* C30**<br>alle 12 h |

**Schulmedizinische Behandlung**
Antihistaminikum, zunächst als Gel (z. B. Fenistil®, Solventol®)

Stiche und Bisse von Läusen, Milben, Flöhen, Wanzen, Quallen, giftigen Fische, Schlangen, Spinnen, Skorpionen, Hunden, Katzen etc. ab Seite 121

# VERBRENNUNGEN UND VERBRÜHUNGEN

## WICHTIGE MASSNAHMEN:

- Die Stelle unter lauwarmes, fließendes Wasser halten; das wirkt entzündungshemmend und schmerzlindernd.
- Bei leichten Verbrennungen und Verbrühungen mit Rötung und Blasenbildung unverdünnten Essig (kein Konzentrat!) als Kompresse auf die Stelle legen und immer wieder erneuern.
- Bei Verbrühungen im Mund diesen mehrmals mit verdünntem Essig spülen.
- Blasen aufgrund Infektionsgefahr nicht aufstechen; bereits offene Brandwunden sollten Sie antiseptisch behandeln.
- Bei großflächigen Verbrennungen und bei Verkohlung – Erste-Hilfe-Maßnahmen und – **Arzt!**

| Bewährte Homöopathika | |
|---|---|
| Jegliche Art von Verbrennung oder Verbrühung | **Urtica urens C30** oder **Cantharis C30** alle ¼ h |
| Für den Verletzungsschock | **Aconitum** oder **Arnica C30** 1x, bei Bedarf wiederholen |
| Offene Brandwunde mit brennenden, ätzenden Schmerzen | **Causticum C30** alle 3 h |
| **Äußerlich:** In den Essig Bach-Blüten-Notfall-(Rescue-)Tropfen (5 Tropfen auf 0, 1 l Essig) geben oder pur bzw. als Salbe auftragen. Alternativ Wund- und Brandcreme auftragen. | |

# VERLETZUNGEN UND WUNDEN

Schmerzen, Rötung der Wundränder und ein gelblich-schmie-riger Belag weisen auf eine bakterielle Infektion hin. Unbehan-delt können sich Geschwüre bilden. Schmerzhafte rote Streifen mit Schwellung der nächstgelegenen Lymphknoten können auf eine Lymphangitis und drohende Blutvergiftung hinweisen. Je nach Verletzung Erste-Hilfe-Maßnahmen anwenden und bei Be-darf – **Arzt!**

## WICHTIGE MASSNAHMEN:

- Die Wunde gründlich reinigen; leichtes Bluten reinigt die Wunde.
- Anschließend desinfizieren Sie die Wunde und decken sie mit einer sterilen Kompresse ab, um eine Keimbesiedelung zu ver-meiden.
- Bei Infektion die Wunde in milder, warmer Seifenlauge oder Salzwasserlösung (1 TL auf 1 l Wasser bzw. Meerwasser) reini-gen und spülen, dann eventuell antiseptische Salbe auftragen und sauber abdecken. Den Verband regelmäßig wechseln.
- Ätherisches Teebaum-(Tea-Tree-)Öl besitzt eine desinfizieren-de Wirkung (kann aber zu allergischen Reaktionen führen).
- Bei Geschwüren oder drohender Blutvergiftung, vor allem wenn Fieber auftritt – **Arzt!**

| Bewährte Homöopathika | |
|---|---|
| *Erstes Mittel* gegen den Verletzungs-schock; Sie glauben, sterben zu müssen | **Aconitum C30** 1x |
| *Zweites Mittel* bei Verletzungsschock und *wichtigstes Mittel* bei jeder Verletzung; z. B. Prellung, Zerrung, Quetschung, Ver-stauchung, Blutung, (Schnitt-)Wunde, Bluterguss; Sie fühlen sich kaputt und zer-schlagen | **Arnica C30** bei Bedarf oder alle 4 h |

| | |
|---|---|
| Stichwunden aller Art (Splitter, Nägel, Insekten usw.); Splitter unter den Nägeln; Bisswunden; »blaues Auge« und Blutergüsse, wenn Arnica unzureichend hilft | **Ledum C30** alle 4 h |
| Extrem schmerzhafte Schürfwunden; Nervenverletzungen aller Art, z.B. eingeklemmte Finger oder eine Prellung des Steißbeins, der Wirbelsäule, des Kopfes | **Hypericum C30** alle 4 h |
| Prellungen und Verletzungen von Knochen, z. B. des Gesichts mit einem »blauen Auge«; unterstützend bei jeglicher Art von Knochenbruch | **Symphytum C30** alle 4 h |
| Bänder-, Muskel-, und Sehnenverletzungen; immer dann, wenn Schmerzen und Steifheit durch leichte Bewegung besser werden | **Rhus toxicodendron C30** alle 4 h |
| Bänder-, Muskel- und Sehnenverletzungen; immer dann, wenn jede Bewegung sehr schmerzt und nur absolute Ruhe bessert | **Bryonia C30** alle 4 h |
| Dunkle oder bläuliche Rötung von Stichen und (Biss-)Wunden mit dazugehöriger Lymphbahn (roter Strich); drohende Blutvergiftung | **Lachesis C30** alle 4 h |

**Innerlich und äußerlich: Bach-Blüten-Notfall-(Rescue-)Tropfen** alle 1–5 Minuten 5 Tropfen einnehmen und evtl. verdünnt auftragen

**Äußerliche Behandlung:**
- **Calendula- und Hypericum-Tinktur:** je 10 Tropfen auf 0,2 l keimfreies Wasser bei allen offenen Wunden, bei Blutungen und zur Wundsäuberung; als Salbe zur Wundbehandlung
- **Arnica-Tinktur:** 10 Tropfen auf 0,2 l keimfreies Wasser oder als Salbe, bei allen Verletzungen, bei Muskelkater, geschwollenen Beinen; aber nur, wenn die Haut unverletzt ist!
- **Wund- und Brandsalbe** (Seite 24)

**Schulmedizinische Behandlung**
PVP-Jod-Salbe

Siehe auch Gelenkschmerzen (Seite 59 ff.)

# VERSTOPFUNG

Ein häufig auftretendes Problem, besonders auf Reisen.

**Mögliche Ursachen:**
- Zu geringe Flüssigkeitsaufnahme oder zu großer Flüssigkeitsverlust (Schweiß, Durchfall, Erbrechen)
- Ungewohnte Nahrung
- Aufregung, Hektik, ungewohnte Lebensweise, zu wenig Bewegung, Verschiebung der biologischen Uhr und Ekel vor den hygienischen Verhältnissen (am Urlaubsort)
- Unterdrückung des Stuhldranges
- Nach einem Durchfall ist Verstopfung übrigens in aller Regel eine normale Gegenreaktion des Körpers und gibt sich meist nach zwei bis drei Tagen von selbst.
- Einnahme von stopfenden Medikamenten (z. B. Kohletabletten, Loperamid, Codein, Opiate)

## WICHTIGE MASSNAHMEN:
- Trinken Sie viel (kein Alkohol und Kaffee).
- Achten Sie auf ballaststoffreiche Nahrung (Gemüse, Obst, Vollkorn, Müsli).
- Milchzucker oder Leinsamen sind ebenfalls von Nutzen.
- Vermeiden Sie Stress; Entspannung und Bewegung bringen oftmals den gewünschten Erfolg.
- Tragen Sie keine enge, einschnürende Kleidung.
- Eine langsam kreisende, sanft-knetende Bauchmassage im Uhrzeigersinn (rechter Unterbauch – erst rechter, dann linker Rip-

penbogen – linker Unterbauch) unterstützt die Darmperistaltik.

### Bewährte Homöopathika

| | |
|---|---|
| Trockener, »verbrannter« harter Stuhl; ohne Stuhldrang mit vergeblichem Drücken und Pressen; Sie sind sehr reizbar und durstig auf Kaltes | **Bryonia C30** alle 12 h |
| Hartnäckige Verstopfung ohne Stuhldrang, »wie gelähmt« | **Opium C30** alle 6 h |
| Spastische Verstopfung; dauernder vergeblicher Stuhldrang, Sie »wollen, können aber nicht«, fühlen sich aufgebläht; oftmals nach zu viel Essen, Trinken, Medikamenten, Drogen; oft mit katerartigen Kopfschmerzen; Sie sind sehr reizbar und frostig; bewährt bei Reiseverstopfung | **Nux vomica C30** alle 12 h |
| Verstopfung und Durchfall im Wechsel; harter, trockener Stuhl; Gefühl, nicht fertig zu sein; Ihr After brennt; bewährt nach Infektionen und Antibiotika-Einnahme | **Sulfur C30** alle 6 h |

### Schulmedizinische Behandlung

Bei Bedarf können Sie ein leichtes Abführmittel mit Sennesblättern, Bisacodyl oder Natriumpicosulfat für kurze Zeit anwenden.

# ZAHNSCHMERZEN

## WICHTIGE MASSNAHMEN:

- Vorbeugung ist der beste Rat (Zahnarzt!).
- Bei anhaltenden Zahnschmerzen zum Zahnarzt; besonders im Ausland auf Hygiene und steriles Gerät achten (Seite 129).

- Manchmal hilft kühles Wasser oder Eis.
- Manchmal verschlimmern heiße oder kalte Getränke (v. a. bei Karies); dann mit Nelkenöl einreiben.
- Bei einem Loch im Zahn können Sie einen in Nelkenöl getauchten Tupfer oder eine ganze Nelke einlegen.

| Bewährte Homöopathika | |
|---|---|
| Plötzliche, unerträgliche Zahnschmerzen mit Unruhe; durch Kälte, Wind; Entzündung | **Aconitum D12** alle 1–6 h |
| Plötzliche, heftig klopfende Zahnschmerzen; rote Backe; die Pupille auf der schmerzhaften Seite ist erweitert<br>☉ *Schlechter:* durch jede Bewegung des Mundes und bei Berührung des Zahnes | **Belladonna C30** alle 1–4 h |
| Unerträglich starke, zuckende, stechende, neuralgische Zahnschmerzen<br>◔ *Besser:* Kühle und Eis | **Coffea C30** alle 1–4 h |
| Stechende, splitterartige Zahnschmerzen; Gefühl, als säße der Zahn auf Eiter<br>◔ *Besser:* Wärme und warme Auflagen<br>☉ *Schlechter:* Kälte | **Hepar sulfuris C30** alle 4 h |
| Zahnschmerzen durch Karies und hohle Zähne; die Zähne sind oftmals schwarz verfärbt | **Staphisagria D12** alle 2–6 h |
| Geschwollene Backe; vor und nach dem Zahnarztbesuch; mindert Entzündung und Schwellung | **Arnica C30** alle 1–4 h |
| Viel Speichelbildung und schlechter Mundgeschmack; geschwollene Backe, Zunge (mit seitlichen Zahneindrücken) und Lymphknoten; bewährt bei Eiterherden, Karies und schmerzhafter Zahnwurzel<br>☉ *Schlechter:* nachts; weder Kälte noch Hitze werden vertragen | **Mercurius solubilis C30** alle 6–12 h |

# III. HOMÖOPATHIE AUF REISEN

## HOMÖOPATHIE IM GEPÄCK – WARUM?

Je entfernter und abgelegener das Ziel und je länger die Reise, desto besser vorbereitet sollten Sie sein. Wichtig ist es, sich schon vorab ausführlich über Land, Leute und Klima zu informieren. Dieser Ratgeber bietet zwar alle wichtigen Basisinformationen, kann aber den individuellen ärztlichen Rat nicht ersetzen. Für den Extremurlauber, den Expeditionsteilnehmer, den Abenteuerreisenden sowie bei langen Auslandsaufenthalten sind zusätzlich spezifische Informationen notwendig, die den Rahmen dieses Buches sprengen würden.

Es gibt etliche gute Gründe, die für eine homöopathische Reiseapotheke sprechen:

• Das richtig gewählte Homöopathikum kann höchst effektiv sein.

- Die in diesem Buch aufgeführten Mittel (in den vorgeschriebenen Potenzen und Dosierungen) haben weder Neben- noch Wechselwirkungen mit anderen Medikamenten.
- Im Gegenteil: Homöopathische Mittel können die Wirkung anderer Medikamente (z. B. Antibiotika) verstärken, da sie die Selbstheilungskräfte des Körpers anregen.
- Vom Kleinkind bis ins hohe Alter wirken homöopathische Mittel gleichermaßen und sind leicht einzunehmen.
- Die Mittel nehmen als Kügelchen nur wenig Platz weg (eine Taschenapotheke hat die Größe eines Federmäppchens, siehe Bezugsquelle, Seite 207).
- Anders als bestimmte allopathische Medikamente können homöopathische Mittel weltweit legal im Reisegepäck mitgeführt werden.
- Richtig verpackt und gehandhabt haben die homöopathischen Mittel eine lange Haltbarkeit und verderben nicht.

Homöopathika bieten sich somit geradezu in idealer Art und Weise auf Reisen an, besonders dann, wenn nicht sofort ein Arzt konsultiert werden kann. Andererseits wäre es vermessen zu glauben, Sie könnten sich in jeder Situation problemlos homöopathisch behandeln. Aus diesem Grund führt der vorliegende Ratgeber neben allgemeinen Hinweisen auch schulmedizinische Medikamente (Allopathika) auf, die aber bekanntlich ernste Neben- und Wechselwirkungen haben können, oftmals verschreibungspflichtig sind und ohne medizinischen Rat im Alter, bei Kindern und vor allem bei Schwangeren nur mit höchster Zurückhaltung und Vorsicht eingesetzt werden dürfen.

Weitere Hinweise zu homöopathischen und allopathischen Medikamenten finden Sie bei jeder Beschwerde und im Kapitel »Die Haus- und Reiseapotheke« (Seite 21 ff.).

# WICHTIGE REISEVORBEREITUNGEN

## ALLGEMEINE VORBEREITUNGEN

Sie können viele Erkrankungen und Unannehmlichkeiten vermeiden, wenn Sie sich gut auf die Reise vorbereiten.

> **Tipp:**
> Je abgelegener das Reiseziel ist und je länger die Reise dauert, desto früher sollten Sie mit den Vorbereitungen beginnen. Treten Sie bei Fernreisen *mindestens acht Wochen* vor Abreise mit Ihrem Arzt oder dem nächsten Tropeninstitut (Seite 203 f.) in Verbindung. Dort erhalten Sie alle notwendigen Informationen über mögliche Impfungen (Seite 109 f.) und Medikamente. Ihr Homöopath, Heilpraktiker oder Apotheker hilft Ihnen bei der Zusammenstellung einer (homöopathischen) Reiseapotheke.

Doch gerade Geschäftsreisende und Last-Minute-Urlauber laufen oftmals Gefahr, die erforderlichen medizinischen Vorbereitungen zu vernachlässigen. Somit beklagen Mediziner in den letzten Jahren eine Zunahme eingeschleppter tropischer Erkrankungen, die ansteckend oder gar lebensgefährlich sein können bzw. zu langwierigen Krankheitsverläufen führen.

Aus diesem Grund bietet der vorliegende Ratgeber auch einen kurzen Überblick wichtiger Impfungen und prophylaktischer Maßnahmen sowie Informationen zu Personen mit erhöhtem Risiko und wichtige Tipps für die Reisevorbereitung. So bekommen Sie eine Vorstellung, welche prophylaktischen Maßnahmen bei der jeweiligen Reise wichtig sind.

**Wichtige Maßnahmen:**
- Erkundigen Sie sich bei Ihrer Krankenkasse oder im Reisebüro nach einer Reise-Krankenversicherung. Vorsicht: Chronische Krankheiten oder Risikosportarten (auch Trekking!) sind oft nicht enthalten.
- Vor Fernreisen in Entwicklungsländer ist ein prophylaktischer Zahnarztbesuch empfehlenswert. Ärger, Schmerzen und Infektionen (mit Hepatitis B oder HIV) werden dadurch vermieden.
- Für den Fall von Verlust und Diebstahl: Kopien wichtiger Dokumente (Reise- und Impfpass, Flugtickets usw.) getrennt von den Originalen mitführen.
- Ausreichende Zahlungsmittel (Bar, Schecks, Kreditkarten) mitnehmen – im Ausland müssen Sie den Arzt oder das Krankenhaus meist selbst bezahlen – lassen Sie sich durch Reisebüro oder Reiseführer beraten, welche Zahlungsart für Ihre Reise am sinnvollsten ist.
- Falls Sie Brillenträger sind: Ersatzbrille nicht vergessen.
- Beachten Sie die Zeitverschiebung bei regelmäßiger Medikamenteneinnahme (z. B. gegen Diabetes oder Bluthochdruck), führen Sie die Mittel im Handgepäck mit und besprechen Sie die Einnahme mit Ihrem Arzt oder Apotheker.
- Nehmen Sie ein Blatt mit wichtigen Adressen, Versicherungen, Vorerkrankungen, Medikamenten, Allergien usw. im Pass oder Impfbuch mit (Seite 209 ff.).

**Reisetauglichkeit:**
Je abgelegener das Reiseziel ist, desto robuster und gesünder sollten Sie sein. Auf Fernreisen müssen verstärkte körperliche Anstrengungen und klimatische Belastungen sowie ein erhöhtes Infektionsrisiko und die Gefahr, dass Krankheiten in anderen Klimazonen schwerer verlaufen können, in Betracht gezogen werden. Hier nun einige Informationen, worauf bei verschiedenen Risikogruppen zu achten ist. Lassen Sie sich im Zweifelsfall immer fachlich beraten, ob Sie reisetauglich sind.

**Kinder:**

- Infektionskrankheiten treten in fernen Ländern häufiger auf als bei uns und Kinder sind dadurch eher gefährdet. Lassen Sie sich bitte frühzeitig von Ihrem Arzt oder Heilpraktiker beraten.
- Malariagebiete sollten mit Säuglingen und Kleinkindern gemieden werden.
- Bei akuter Erkältung sollten Sie auf eine Flugreise verzichten (oft mangelhafter Druckausgleich mit Schmerzen oder gar Trommelfelldurchbruch). Im Notfall verwenden Sie rechtzeitig und wiederholt abschwellende Nasentropfen. Kleinkindern geben Sie bei Start und Landung zudem etwas zum Saugen oder Kauen.
- Achten Sie auf ausreichenden Sonnenschutz: Vermeidung der Mittagssonne, leichte Baumwollkleidung, Sonnenhut, Sonnenbrille und Sonnencremes mit hohem Lichtschutzfaktor. Die kindliche Haut reagiert sehr empfindlich auf Sonnenbestrahlung.
- In südlichen und tropischen Ländern ist der Flüssigkeitsverlust durch das Schwitzen besonders hoch. Kinder müssen viel trinken. Stillen Sie Babys öfter, bei ungenügender Milchbildung geben Sie zusätzlich zur Brust keimfreies Wasser oder verdünnten Kräutertee (die stillende Mutter muss dann selbst vermehrt trinken). Kinder sind durch den Flüssigkeitsverlust bei Fieber, Durchfall oder Erbrechen besonders gefährdet, da es schnell zu gefährlichen Austrocknungszuständen kommen kann (Seite 32 f.).
- Achten Sie besonders bei Kindern auf allgemeine Hygieneregeln.
- Schützen Sie Ihre Kinder vor Moskitostichen – das ist die beste Prophylaxe, nicht nur gegen die Malaria!

**Schwangere:**

- Nehmen Sie Abstand von überhasteten Reisen (ohne medizinische Beratung), Tropenaufenthalten mit hohem Infektionsrisiko (z. B. in Malariagebieten) und Höhen über 3.000 m (Sauerstoffmangel).

- Beachten Sie: Von der 37. Schwangerschaftswoche bis sieben Tage nach der Entbindung lehnen es die meisten Fluggesellschaften ab, Schwangere bzw. junge Mütter zu befördern.
- Meiden Sie Malariagebiete, da bei werdender Mutter und Kind eine mögliche Infektion häufig ungünstig verläuft.
- Konsultieren Sie für die verschiedenen Impfungen, die Zusammenstellung einer Reiseapotheke sowie für eine mögliche Malariaprophylaxe unbedingt frühzeitig Ihren Arzt.
- Lassen Sie sich durch einen Homöopathen bei der Zusammenstellung einer homöopathischen Taschenapotheke helfen.

**Ältere und (chronisch) kranke Menschen:**
- Je gesünder, robuster und trainierter Sie sind, desto ferner und entlegener darf das Reiseziel sein. Lassen Sie sich von Ihrem Arzt über notwendige Impfungen und die Mit- bzw. Einnahme von wichtigen Medikamenten beraten.
- Beachten Sie: Herz-Kreislauf- und Verdauungsbeschwerden können sich im (feucht-)warmen Klima verstärken.
- Führen Sie Medikamente, die Sie regelmäßig einnehmen müssen (Dauermedikation), in genügender Menge im Handgepäck mit. Bei Flüssigkeiten > 100 ml brauchen Sie ein Attest vom **Arzt!**
- Denken Sie daran, einen Notfall-Ausweis mit international üblicher Wirkstoffbezeichnung (generic name) der Dauermedikation bzw. einen Allergiepass bei Allergikern im Handgepäck mitzuführen.
- Beachten Sie: Flugreisen sind nicht empfehlenswert bei schweren Herz-Kreislauf-Erkrankungen (z. B. schwere Formen von Bluthochdruck, Herzrhythmusstörungen, Herzschwäche, Angina pectoris, Zustand nach Herzinfarkt, Herzfehler), schweren Atemwegserkrankungen mit Atemnot (Asthma, Emphysem), schweren epileptischen Anfällen, schweren Blutbildveränderungen, Infektionskrankheiten mit akuter Ansteckungsgefahr und nach frischem Schlaganfall.

Im Zweifelsfall fragen Sie bitte immer Ihren Arzt oder den medizinischen Dienst der Fluggesellschaft.

## IMPFSCHUTZ FÜR DIE REISE

Impfungen gehören zu den wichtigsten vorbeugenden Maßnahmen in der konventionellen Medizin. Sie sind in der Regel gut verträglich; Vorsicht ist allerdings geboten bei akuten und chronischen Erkrankungen, bei bestimmten Allergien (z. B. gegen Hühnereiweiß) sowie in der Schwangerschaft.

**Wichtige Maßnahmen:**
- Spätestens acht Wochen vor Reisebeginn sollte der Arzt je nach Reiseart, -dauer und -route einen individuellen Impfplan festlegen.
- Lebendimpfstoffe enthalten vermehrungsfähige, aber nicht krankmachende Erreger. Dazu gehören die Impfungen gegen Kinderlähmung (die früher verwendete Polio-Schluck-Impfung), Masern, Mumps, Röteln, Gelbfieber, Typhus.
- Totimpfstoffe (als Injektion) enthalten inaktivierte Erreger (Polio, Cholera, FSME, Hepatitis A und B, Grippe, Keuchhusten) oder unschädlich gemachte Bakteriengifte (Diphtherie, Tetanus).
- Impfungen mit Totimpfstoffen sind ohne Zeitabstand möglich, bei Lebendimpfstoffen sollte ein Mindestabstand von vier Wochen eingehalten werden.
- Bei einmaligen Kurzreisen, zum sofortigen Impfschutz sowie bei Gegenanzeigen für eine aktive Impfung (z. B. in der Schwangerschaft) wird als Schutz vor Hepatitis A eine passive Impfung mit Immunglobulinen empfohlen. Es handelt sich dabei um Antikörper, die aus menschlichem Blutplasma gewonnen werden und einen ausreichenden Schutz vor Hepatitis A für maximal drei Monate bieten. Die Injektion erfolgt einige Tage vor Reisebeginn, bei vorheriger Gabe von Lebendvirusimpfstoffen wie

Gelbfieber, Masern, Mumps und Röteln sollte ein Zeitabstand von zwei Wochen eingehalten werden.
- Bei häufigen Reisen in südliche und östliche Länder ist die Hepatitis-A-Schutzimpfung angebracht, die einen lang anhaltenden Schutz vor der Erkrankung bietet.
- Aktuelle Impfvorschriften zur Ein- oder Durchreise in oder durch bestimmte Gebiete müssen Sie in Tropeninstituten und Gesundheitsämtern erfragen. Sie betreffen vorwiegend die Gelbfieberimpfung, seltener andere Impfungen (Cholera oder Meningokokken-Meningitis).
- Eine Fernreise sollte Anlass sein, den Basisimpfschutz gegen Wundstarrkrampf (Tetanus), Diphtherie und Kinderlähmung (Polio) und Keuchhusten zu überprüfen.
- Lassen Sie sich nur impfen, wenn Sie gesund sind – Impfreaktionen sind dann seltener.
- Alle Impfungen in den Impfpass eintragen lassen.
- Von vielen Krankenkassen werden die Kosten für Reiseimpfungen übernommen. Informieren Sie sich bei Ihrer Versicherung.

**Impfschutzdauer:**

| Impfung | Schützt | Impfung | Schützt |
|---------|---------|---------|---------|
| Wundstarrkrampf (Tetanus) | 10 Jahre | Cholera | 6 Monate |
| Diphtherie | 10 Jahre | Typhus | 1–3 Jahre |
| Kinderlähmung (Polio) | 10 Jahre | Meningokokken-Meningitis | ca. 3 Jahre |
| FSME | 3 Jahre | Japanische Enzephalitis | ca. 4 Jahre |
| Hepatitis A | 10 Jahre | Tollwut | 2–5 Jahre |
| Hepatitis B | 10 Jahre | Gelbfieber | 10 Jahre |

Eine Ländertabelle mit weltweiten Impf- und Prophylaxeempfehlungen finden Sie auf Seite 189 ff.

## HOMÖOPROPHYLAXE

Theoretisch und in verschiedenen Versuchen mit Erfolg praktiziert – **wissenschaftlich aber weder nachgewiesen noch anerkannt und selbst in Homöopathiekreisen bisher skeptisch aufgenommen** – könnte, mit allem Vorbehalt, eine Homöoprophylaxe in folgenden Fällen durchaus in Frage kommen:

- Als Ergänzung, wenn es keinen sicheren Impfschutz oder keine sichere Prophylaxe gibt, z. B. zusätzlich zur konventionellen Malariaprophylaxe (Seite 137 ff.) oder gegen Cholera (Seite 142 f.).
- Als Ersatz, wenn es weder Impfschutz noch medikamentöse Prophylaxe gibt (z. B. gegen Dengue-Fieber).
- Dann, wenn kein oder nur ein unvollständiger Impfschutz besteht (z. B. wenn Kontraindikationen zu bestimmten Impfungen bestehen oder durch kurzfristig anberaumte Reisen nicht alle notwendigen Impfungen vollständig durchgeführt werden konnten).

Für die Homöoprophylaxe wird meist, ähnlich wie für den Impfstoff, der Krankheitserreger verwendet, allerdings wird dieser homöopathisch aufbereitet (man spricht von einer Nosode, Liste auf Seite 24), d. h. er wird unter anderem extrem stark verdünnt.

Beispiel:
zusätzliche Malariaprophylaxe: Malaria (Nosode) D30 1x / Wo

| Malaria | D30 | 1 x / Wo |
|---|---|---|
| Krankheitserreger | Potenz | 1 mal wöchentlich 1 Gabe |

Das Mittel zur Homöoprophylaxe sollte regelmäßig eingenommen werden. Auch dann, wenn Sie parallel andere Medikamente zu sich nehmen. Wechsel- oder Nebenwirkungen sind bisher nicht bekannt. Es können mehrere Prophylaxe-Nosoden gleichzeitig eingenommen werden. Bei einer Erkrankung kann das Mittel auch unterstützend zur Behandlung eingesetzt werden. Dieser Ratgeber führt des Weiteren bewährte übliche Homöopathika auf, denen eine prophylaktische Wirkung zugeschrieben wird (z. B. Eupatorium perfoliatum bei Dengue-Fieber). Diese können Sie nehmen, wenn die entsprechende Nosode nicht erhältlich ist und/oder Sie unerwartet in ein Epidemiegebiet geraten. Hier gelten dann die üblichen Regeln zur Einnahme (Seite 15 f.). Lassen Sie sich am besten von einem kompetenten Arzt, Homöopathen oder Heilpraktiker beraten.

**Bedenken Sie noch einmal:**
Die Homöoprophylaxe bietet weder absoluten Schutz noch gilt sie als sichere Alternative zur schulmedizinischen Impfung. Konventionelle Methoden und präventive Maßnahmen bleiben vorrangig. Doch dort, wo schulmedizinisch keine oder nur ungenügende Impf- und Prophylaxemöglichkeiten bestehen, können, zum Wohl des Reisenden, die aufgeführten Maßnahmen in Betracht gezogen werden. Einige neuere Studien scheinen die Wirksamkeit der Homöoprophylaxe auch wissenschaftlich zu bestätigen.

*Anwendungsstudie:* 2,3 Mio. Menschen wurden 2007 und 2008 in Kuba prophylaktisch mit einer homöopathischen Leptospirose-Nosode behandelt. Die Leptospirose oder Weil-Krankheit ist eine Infektionskrankheit, die dort regelmäßig in den Überschwemmungsgebieten nach der Hurrikan-Saison auftritt. Die homöopathische Prophylaxe führte zu einem signifikanten Rückgang der Infektionen um über 80 Prozent![1]

*Tierstudien:* Mäusen, denen prophylaktisch eine homöopathische Tularämie-Nosode verabreicht wurde, bevor sie mit demselben, für diese Nager tödlichen Erreger, Francisella tularensis, infiziert wurden, hatten im Vergleich zur unbehandelten Kontrollgruppe eine signifikant höhere Überlebensrate.[2] Eine *In-vitro-Studie* zeigte eine signifikante Abnahme von Pocken (Gewebenekrose) an der Chorioallantoismembran (CAM) von Hühnerembryos, die mit dem Japanischen Enzephalitis-Virus infiziert wurden, wenn diese prophylaktisch mit Belladonna in verschiedenen homöopathischen Potenzen vorbehandelt wurden. Hochpotenzen von Belladonna scheinen hier also eine gewisse Schutzfunktion zu zeigen.[3]

[1] Bracho, G. et al. (2010): Large-scale application of highly-diluted bacteria for Leptospirosis epidemic control. Homeopathy 99:156–166

[2] Jonas, W. B., Fortier, A. F., Heckendorn, D. K., Nacy, C. A. (1991): Prophylaxis of tularaemia infection in mice using agitated ultra-high dilutions of tularaemia-infected tissue. In Proc. 5th GIRI Meeting, Paris, Abs. 21

[3] Bhaswati Bandyopadhyay et al (2010): Decreased Intensity of Japanese Encephalitis Virus Infection in Chick Chorioallantoic Membrane Under Influence of Ultradiluted Belladonna Extract, American Journal of Infectious Diseases 6 (2): 24–28

## REISEANGST UND AUFREGUNG

Bei vielen Menschen ruft allein der Gedanke an eine bevorstehende Reise mit all den Veränderungen des Alltags eine Reihe von Symptomen hervor. Diese sind meist psychisch bedingt und belasten das Nervenkostüm. Hierzu gehören:
- Nervosität und Gereiztheit
- Nervöse Magen- und Darmbeschwerden
- Appetitstörungen
- Kreislaufstörungen
- Panikattacken bis hin zur Sterbensangst (z. B. vor dem Fliegen)

**Wichtige Maßnahmen:**
- Pflanzliche Beruhigungsmittel mit Hopfen, Passionsblume und Baldrian haben sich bewährt.

## Bewährte Homöopathika

| | |
|---|---|
| Sie sind übermäßig aufgekratzt, rast- und schlaflos vor lauter Aufregung oder Vorfreude | **Coffea C30** alle 12 h |
| Angst vor der Reise; Sie sind hektisch; haben Angst, mit den Reisevorbereitungen nicht fertig zu werden und zu spät zu kommen; oftmals nervöser Durchfall oder nervöse Blase und starkes Verlangen nach Süßem; auch bei Platzangst und Höhenangst bewährt | **Argentum nitricum C30** 3 Tage vor Reise 1x tgl., sonst alle 4 h |
| Panikattacken; plötzliche Angstanfälle mit starker innerer Unruhe; Sterbensangst; Schock, Panik und Ängste nach einem Unfall | **Aconitum C30** 1x, bei Bedarf wiederholen |
| Zittrige, fiebrige Schwäche; Reisefieber; zuerst sind Sie ruhelos, dann wie benommen; Sie fühlen sich wie gelähmt; haben Angst vor dem Unbekannten; Folgen von Schreck und Angst; mit Durchfall oder Kopfschmerzen | **Gelsemium C30** am Reisetag alle 4 h |

**Bei allen Ängsten zusätzlich oder alleinig die Bach-Blüten-Notfall-(Rescue-)Tropfen anfangs jede Minute 3 Tropfen.**

## Schulmedizinische Behandlung

Bei sehr starken Ängsten: verschreibungspflichtige angstlösende Beruhigungsmittel

# TIPPS GEGEN REISEKRANKHEIT UND REISEBESCHWERDEN

Der Gleichgewichtssinn ist irritiert und es kommt dadurch zu Übelkeit, Schwäche und Schwindel.

**Wichtige Maßnahmen:**
- Frische Luft wird meist als angenehm empfunden.
- Im Liegen ist die Reisekrankheit oft erträglicher.
- Halten Sie sich in der Mitte von Bus oder Schiff auf, da die Schwankungen dort am geringsten sind.
- Ingwer (z. B. in Zintona®-Tabletten) hilft nachweislich.
- Auch die Akupressur des Punkts KS 6 (am Unterarm mittig, drei Querfinger über der Handgelenksfalte) hat sich bewährt.

| Bewährte Homöopathika bei Reisekrankheit | |
| --- | --- |
| Übelkeit, starkes Schwächegefühl und Schwindel; Sie wollen liegen<br>◑ *Schlechter:* beim Aufsetzen; durch Schlafmangel | **Cocculus C30**<br>1x, bei Bedarf wiederholen |
| Ihnen ist »zum Erbrechen übel«, solange Sie fahren; geringes Schwächegefühl und kaum Schwindel; der Appetit ist ungetrübt<br>◐ *Besser:* durch Essen<br>◑ *Schlechter:* durch Abgase | **Petroleum C30**<br>1x, bei Bedarf wiederholen |
| Vergeblicher Brech- und Würgereiz, Kopfschmerzen über einem Auge oder im Hinterkopf; Sie frieren, verlangen nach Wärme, fühlen sich verkatert und gereizt | **Nux vomica C30**<br>1x, bei Bedarf wiederholen |
| Ihnen ist »zum Sterben übel«; Drehschwindel; Sie sind »gelb-grün« im Gesicht mit kaltem Schweiß auf der Stirn; Sie müssen die Augen geschlossen halten<br>◐ *Besser:* durch frische Luft | **Tabacum C30**<br>1x, bei Bedarf wiederholen |

> **Schulmedizinische Behandlung**
> Antihistaminika wie Dimenhydrinat (z. B. VomexA®, Super-
> pep®)

## LANGSTRECKENREISEN

Trockene Luft, Enge, stundenlanges Sitzen und vermehrtes
Schwitzen oder Frieren können zu Problemen führen.

### Wichtige Maßnahmen:
- Stehen Sie öfter auf und bewegen Sie sich, so verhindern
  Sie das Anschwellen Ihrer Beine und die damit verbundene
  Thrombosegefahr (bei bestehenden Venenproblemen sollten
  Sie eventuell nach Absprache mit Ihrem Arzt während des
  Flugs Kompressionsstrümpfe tragen).
- Tragen Sie lockere und bequeme Kleidung und Schuhe.
- Trinken Sie vermehrt (um den Flüssigkeitsverlust durch Hitze,
  trockene Luft und Klimaanlagen auszugleichen).
- Nehmen Sie leichte und verträgliche Speisen zu sich und ver-
  meiden Sie »Riesen«-Portionen.
- Beachten Sie: Klimaanlagen begünstigen oftmals durch die ra-
  piden Temperaturunterschiede Erkältungen – ein leichter Pull-
  over im Handgepäck hilft meist darüber hinweg.

### Speziell auf (Langstrecken-)Flügen:
- Vermeiden Sie Alkohol – er wirkt in der Luft stärker als am Bo-
  den – das ist mit ein Grund für den Jetlag (Diabetiker sollten
  auf Flügen ganz auf Alkohol verzichten).
- Trinken Sie vermehrt und essen Sie frisches Obst.
- Achten Sie auf Bewegung – viele Fluggesellschaften bieten
  Gymnastik- und Entspannungsübungen über Kopfhörer an.
- Bei einer Erkältung kann es durch den mangelnden Druckaus-
  gleich (vor allem bei Kindern) zu Ohrenschmerzen kommen.

Verwenden Sie daher frühzeitig abschwellende Nasentropfen und/oder nachstehende homöopathische Mittel; auch eine milde Salzwasserlösung (als Pumpspray aus der Apotheke) hilft.

- Bei Start und Landung bewährt sich zum Druckausgleich das Valsalva-Manöver: Forciertes Gähnen oder mehrmaliges Blasen in die zugehaltene Nase belüften die Eustachische Röhre.
- Um den Druckausgleich zu erleichtern, gibt man Kindern bei Start und Landung etwas zum Saugen oder Kauen.

| Bewährte Homöopathika bei Beschwerden im Flugzeug | |
|---|---|
| Starke (pochende) Schmerzen in den Ohren sowie Übelkeit und pulsierende Kopfschmerzen beim Starten und Landen | **Belladonna C30** 1x, bei Bedarf wiederholen |
| Schmerzen in den Ohren, sobald das Flugzeug an Höhe verliert, vor allem bei grünlichem Stockschnupfen | **Pulsatilla C30** alle 4 h |
| Sie sind reisekrank bei Turbulenzen und haben Angst beim Landeanflug (Sinkflug) | **Borax C30** bei Bedarf 1x |
| Bei chronischer Nasennebenhöhlenentzündung: **Euphorbium Comp. Nasentropfen SN®** | |

| Jetlag nach Langstreckenflügen | |
|---|---|
| Allgemein bewährt bei Schlafstörungen durch lange Reisen oder durch Jetlag | **Cocculus C30** 1x tgl. 2 Tage vor und 3 Tage nach der Reise |
| Sie fühlen sich übernächtigt und verkatert, haben Kopfschmerzen und sind gereizt; der Schlaf- und Wachrhythmus ist gestört | **Nux vomica C30** alle 6 h |
| Sie fühlen sich »wie gerädert oder zerschlagen«, können nicht mehr sitzen, »alle Muskeln schmerzen«; auch als Prophylaxe (1–3 x 1 Gabe) | **Arnica C30** alle 4 h |

**Schulmedizinische Behandlung**
Bei akuter Erkältung kurzzeitig abschwellende Nasentropfen:
Xylometazolin, Oxymetazolin (z. B. Otriven®, Nasivin®)

# GESUNDES VERHALTEN AUF (FERN-)REISEN

Beachten Sie die folgenden Ratschläge vor allem bei Fern- und Tropenreisen, da viele Erkrankungen auf diese Weise erfolgreich vermieden werden können.

## WASSER UND FLÜSSIGKEITEN

Auf Fern- und Tropenreisen bzw. bei unzureichenden hygienischen Verhältnissen gilt:
- Meiden Sie Leitungswasser, offene Getränke, Eis und Eiswürfel.
- Achten Sie auf saubere Trinkgefäße.
- Mit abgekochtem Wasser gebrühter Tee oder Kaffee und vom Hersteller abgefüllte und original verschlossene Getränke sind dagegen unbedenklich.
- Verwenden Sie zum Trinken und Zähneputzen nur abgekochtes Wasser.
- Ziehen Sie zur Wasserdesinfektion Präparate aus der Apotheke oder dem Reiseladen (z. B. Chlor, Kaliumpermanganat) in Betracht.
- Achten Sie auf ausreichende Flüssigkeitsmengen! Gerade in den Tropen ist der Flüssigkeitsverlust durch vermehrtes Schwitzen sehr hoch. Deshalb sollten vor allem Kinder viel trinken (siehe Austrocknung, Seite 32 f.).

Wenn Sie diese Richtlinien sorgfältig beachten, vermeiden Sie Durchfälle, aber auch eine Infektion mit Hepatitis und Typhus.

## NAHRUNGSMITTEL UND SPEISEN

In vielen Ländern wird nach wie vor mit menschlichen Fäkalien gedüngt. Daher können sowohl Obst und Gemüse als auch Fleisch, Fisch, Milch und Eier Krankheitserreger beinhalten. In warmen Ländern verderben Speisen zudem rasch und Krankheitskeime verbreiten sich schnell; Fliegen und andere Insekten helfen dabei. Durchfallerkrankungen, Hepatitis, Typhus, Wurmerkrankungen, Brucellose, Toxoplasmose und Tuberkulose können auf diesem Weg übertragen werden.

**Daher gilt:**
- Meiden Sie ungekochte, abgestandene oder aufgewärmte Speisen und Tiefkühlkost.
- Selbst geschältes Obst und Gemüse (wie Avocados, Ananas, Bananen, Mangos, Melonen, Orangen, Kokosnüsse und Zitrusfrüchte) können Sie dagegen ohne Bedenken essen.
- Meiden Sie rohes, nicht durchgekochtes oder nicht durchgebratenes Fleisch (gilt auch für Wurst).
- Vorsicht mit Schalentieren und rohem Fisch! In bestimmten Gebieten sind diese Tiere zudem Träger von Giften, z. B. der Cigutera-Fischvergiftung, deren Erreger selbst durch Kochen nicht zerstört werden – die lokalen Gesundheitsbehörden oder auch einheimische Fischer können meist darüber informieren.
- Nehmen Sie nur pasteurisierte (gekochte) Milch und Milchprodukte zu sich.
- Vermeiden Sie offenes Speiseeis.
- Seien Sie vorsichtig bei unhygienischer Essenszubereitung und unsauberen Tischsitten.
- Achten Sie beim Essen und bei der Essenszubereitung auf Hygiene (Händewaschen, saubere Teller und Geschirr).
- Essen Sie keine fragwürdigen Speisen, fasten Sie lieber oder nehmen Sie nur wenig und in kleinen Bissen zu sich, da die Magensäure auf diese Weise einen gewissen Schutz bietet.
- Generell sollten Sie in den ersten Urlaubstagen nicht zu viel essen.

## STICHE UND BISSE

### Moskitos, Mücken und Fliegen

Moskitostiche sind nicht nur lästig, sondern auf Fernreisen der Übertragungsweg vieler Erkrankungen (z. B. von Malaria, Schlafkrankheit, Gelb- und Dengue-Fieber, Japanischer Enzephalitis, Filariosen und Leishmaniosen).

Manche Fliegen legen ihre Larven oder Maden unter der Haut ab. Anschließend bildet sich eine juckende oder schmerzende Beule, wobei die Stichöffnung oft nässt. Durch das Beträufeln der Öffnung mit etwas Öl werden die Larven nach außen getrieben und können dann mit einer Pinzette entfernt werden. Falls das nicht gelingt – **Arzt!**

### Wichtige Maßnahmen:

- Tragen Sie in den Abendstunden langärmelige Hemden, lange Hosen und Socken. In der Dämmerung sind viele Moskitos – auch die, die Malaria übertragen – besonders aktiv.
- Bevorzugen Sie helle Kleidung (dunkle zieht Mücken an).
- Schützen Sie unbedeckte Körperstellen (Gesicht, Nacken, Hände) mit mückenabweisenden Mitteln (Repellents), Seite 21.
- Meiden Sie Mückenbrutplätze wie stehende Gewässer, Gräben und Sümpfe.
- Vertreiben Sie Mücken mit rauchenden Moskitospiralen (coils).
- Schlafen Sie unter einem hochwertigen, imprägnierten Moskitonetz oder in mückenfreien Räumen (z. B. mit Mückengittern in den Fenstern).
- Zur Prophylaxe und Behandlung von Mücken- und Insektenstichen siehe Seite 94 f.

### Parasiten wie Zecken, Läuse, Flöhe, Wanzen und Milben

Der Kontakt mit diesen Parasiten kann zu fieberhaften Erkrankungen führen (z. B. zu Fleckfieber – **Arzt!**).

**Zecken** vermeiden bzw. umgehend entfernen, siehe Seite 95.

**Läuse** legen je nach Art in der Kopf-, Scham- Achsel- oder Bart-
behaarung ihre Eier oder Nissen ab. Juckreiz (andauerndes Kratzen) und Verfilzung der Haare sind die wichtigsten Symptome.

**Flöhe** sitzen gerne in der Kleidung und lassen sich manchmal
durch häufiges Wäschewechseln beseitigen.

**Sandflöhe** (in sandigen Gegenden von Mittel- und Südamerika, Indien und Afrika) bohren sich zwischen den Zehen, in die
Fußsohle oder am Nagelrand ein. Das Hinterteil schaut als klei-
ner schwarzer Punkt heraus. Es kommt zu lokaler Entzündung
mit Schwellung, Rötung und Schmerzen. Am besten entfernen
Sie den Floh mit einer sterilen Nadel, bevor es zur Entzündung
kommt.

**Wanzen** sind stecknadelkopfgroß und wohnen gerne in Matratzen, hinter Schränken und in Ritzen. Sie lassen sich auf den Schla-
fenden fallen. Die beste Vorbeugung ist ein sauberes Bett. Die
Chagas-Krankheit in Mittel- und Südamerika wird durch Raubwanzen übertragen (Seite 147).

**Milben** können die Krätze verursachen , wobei sie unter der Haut
(von Fingern, Unterarmen, der Leiste und im Schambereich) Gänge graben und dort ihre Eier ablegen. Typisch ist ein unerträg-
licher Juckreiz, oftmals gefolgt von einer bakteriellen Infektion
mit eitrigen Bläschen und Geschwüren. Die in Europa beheima-
teten Grasmilben sind dagegen lediglich lästig.

**Wichtige Maßnahmen:**

- Schlafen Sie in zweifelhaften Räumen nur mit Moskitonetz und
  im eigenen Bettzeug.
- Generell bei Befall: Legen Sie Matratzen, Bettzeug und Kleidung für Stunden in die pralle Sonne.
- Bei Flohbefall sollten Sie häufig die Wäsche wechseln.
- In sandflohgefährdeten Gebieten sollten Sie nicht barfuß laufen.
- Bei Lausbefall hilft gründliches Waschen mit heißem Wasser
  und Seife sowie häufiges Wechseln und Bügeln der Kleidung

und Bettwäsche; bei Kopfläusen hilft auch Essig: für 40 Minuten im Kopfhaar einwirken lassen, dann auswaschen; nach zehn Tagen wiederholen; die Kopfhaut täglich mit drei bis sieben Tropfen Lavendelöl einmassieren und die Nissen mit einem feinen Kamm entfernen.
- Pyrethrin oder Dimeticon enthaltende Lösungen oder Shampoos töten Läuse ab. Das im Ausland noch verwendete Lindan ist sehr giftig.

| Bewährte Homöopathika | |
|---|---|
| Wichtiges Mittel bei Grasmilben | **Ledum C30** alle 6 h |
| Bei Krätzmilben (sind Sie eher ein hitziger Typ, dem vor allen nachts zu heiß wird, verwenden Sie Sulfur, sind Sie dagegen extrem verfroren, verwenden Sie Psorinum) | **Sulfur C30** oder **Psorinum\* C30** bei Bedarf |
| Bei Genital- oder Filzläusen | **Staphisagria D12** alle 6 h |
| Bei Neigung zu Kopfläusen | **Tuberculium\* C30** 1 x |

### Blutegel
- Betupfen Sie die Egel mit einer brennenden Zigarette, dann fallen sie ab.
- Legen Sie einen kleinen Druckverband an, wenn die Bissstelle lange nachblutet.
- Tragen Sie in sumpfigen Gegenden lange, unten zugebundene Hosen.

### Quallen, giftige Fische und Seeigel
Der Hautkontakt mit bestimmten Quallen kann zu verbrennungsähnlichen Symptomen führen:
- Dort, wo die Haut mit den Tentakeln der Qualle in Berührung kam, kommt es zu meist streifenförmigen oder punktartigen

Rötungen, eventuell mit Blasenbildung.
- Typisch sind auch brennende, starke bis stärkste Schmerzen.

Bestimmte Fische (z. B. Korallenfische) haben giftige Stacheln.
Bei Verletzung (auch durch Seeigel) und Vergiftung können folgende Symptome auftreten:
- Starke bis stärkste Schmerzen am Einstichort, die sich ausbreiten.

Je nach Qualle und Fisch bzw. Größe der Verletzung können zusätzliche Allgemeinsymptome auftreten wie:
- Schockartige Reaktion
- Allergische Reaktion
- Übelkeit, Erbrechen
- Fieber oder Schüttelfrost

**Wichtige Maßnahmen:**
- Entfernen Sie Stacheln oder Tentakeln.
- Bei Quallenkontakt reiben Sie die Stelle (oder Tentakel) mit Sand ab; oft hilft das Auftragen von verdünntem Ammoniak (z. B. im eigenen Urin), Essig oder Rasierschaum. Vermeiden den Kontakt mit Süßwasser (es lässt die Giftkapseln platzen)!
- Reinigen Sie die Verletzungsstelle mit Meerwasser.
- Bei einer Verletzung durch giftige Fische hilft, falls möglich, eine kurze, schnelle Hitzebehandlung (Vorsicht: Verbrennungsgefahr!), da die meisten Fischgifte unter Hitzeeinwirkung zerfallen.

**Behandlung:**
- Bei starken Reaktionen Erste-Hilfe-Maßnahmen und – **Arzt!** Todesfälle sind selten, aber möglich.
- Tragen Sie ein Gel auf, das ein Lokalanästhetikum enthält, bei Quallen gegen die Entzündung auch eine cortisonhaltige Creme.
- Zur Nachbehandlung: siehe unter Wunden (Seite 97 ff.), Stichen (Seite 94 f.), Verbrennungen (Seite 96 f.).

| Bewährte Homöopathika (bei leichten Beschwerden und begleitend) | |
|---|---|
| Für den Schock und gegen plötzliche, unerträgliche Schmerzen | **Aconitum C30** 1x, bei Bedarf wiederholen |
| Wichtiges Mittel bei Stichverletzungen (durch Stacheln) | **Ledum C30** alle 1–4 h |
| Rötung, Blasen, Schmerzen, Juckreiz, Fieber und Schüttelfrost; Kälte lindert | **Apis C30** anfangs alle ¼ h |
| Wie bei Apis, zusätzlich aber starke Unruhe; Sie müssen stetig das verletzte Körperteil bewegen; Wärme lindert | **Rhus toxicodendron C30** anfangs alle ¼ h |
| Mit brennenden Schmerzen, wie von kalten Nadeln gestochen; heiß und geschwollen | **Agaricus C30** anfangs alle ¼ h |
| **Allgemein: Bach-Blüten-Notfall-(Rescue-)Tropfen** alle 1–15 Minuten 3–5 Tropfen innerlich wie äußerlich | |

## Schlangen, Spinnen, Skorpione

Nur wenige Schlangenarten sind giftig und von diesen sind wiederum nur wenige gefährlich. Doch Vorbeugung ist der beste Schutz. Werden Sie gestochen oder gebissen, wissen Sie vermutlich nicht, von was und ob nun giftig oder nicht. Meist passiert nichts weiter, als dass die Wunde anschwillt und stark schmerzt. Der Schock, gebissen worden zu sein, ist oft schlimmer als der Biss selbst. Nur in seltenen Fällen treten Übelkeit, Erbrechen, Schweißausbrüche, Herzjagen, Krämpfe oder Lähmungserscheinungen auf. Gegen die meisten Tiergifte gibt es Gegenmittel, allerdings sind diese meist nicht greifbar und ihre Anwendung ist auch nicht ungefährlich.

**Wichtige Maßnahmen – vorbeugend:**
- Vermeiden Sie es, irgendwo hinzutreten, hinzugreifen oder sich hinzusetzen, ohne die Stelle vorher genau zu inspizieren.
- Tragen Sie in gefährdeten Gebieten feste geschlossene Schuhe (hohe Stiefel und lange Hosen).
- Treten Sie fest und geräuschvoll auf.
- Bewegen Sie sich im Dunkeln nie ohne Licht.
- Untersuchen Sie Bett, Schlafplatz, Schuhe, Kleider und Gepäck auf Ungeziefer.
- Benutzen Sie Moskitonetze und verschließbare Plastiktüten für Kleidung und Schuhe.
- Vorsicht beim Holzsammeln, in Ritzen, hinter WC-Installationen, unter Klobrillen, unter Steinen, im Sand, in der Nähe von Lebensmitteln und in Bananenstauden.

**Wenn Sie gebissen oder gestochen werden:**
- Versuchen Sie festzustellen, was für ein Tier es genau war.
- Bewahren Sie Ruhe – die Wahrscheinlichkeit, dass das Tier giftig war, ist nicht sehr hoch und selbst wenn, dann ist die injizierte Giftmenge oftmals gering.
- Bewegen Sie das betroffene Körperteil möglichst wenig, um die Verbreitung eines potenziellen Giftes zu verzögern.
- Solange keine Schwellung oder kein Geschwür an der Bissstelle entsteht, sollten Sie die betroffene Extremität oberhalb der betreffenden Stelle mit einer breiten Binde bandagieren (nicht abbinden!); damit wird die Extremität ruhiggestellt und der Lymphfluss – wichtigster Verbreitungsweg der meisten Gifte – vermindert.
- Reinigen Sie die Wunde, aber saugen Sie sie weder mit dem Mund aus, noch sollten Sie sie einschneiden, eineisen oder ausbrennen.
- Holen Sie den Rat von Einheimischen ein; z. B. das Kauen von Cedron-Samen in Mittel- und Südamerika gilt als Gegenmittel bei Schlangengiften.

- Konsultieren Sie – v. a. bei Kindern – möglichst schnell einen – **Arzt!**

**Behandlung:**
Erste-Hilfe-Maßnahmen, falls notwendig. Ob und in welchem Falle die Mitnahme von Gegenmitteln sinnvoll ist, muss mit einem Arzt oder dem Tropeninstitut abgeklärt werden.

| **Bewährte Homöopathika** (bei leichten Beschwerden und begleitend) | |
|---|---|
| Als erstes Mittel gegen den Schock und bei unerträglichen Schmerzen | **Aconitum C30** bei Bedarf alle ¼ h |
| Bei Biss- oder Stichwunden | **Ledum C30** bei Bedarf alle ¼ h |
| Wenn Sie schwach, kalt, ruhelos und zittrig sind | **Arsenicum album C30** alle ¼ h |
| Zuerst Rötung und Durst, dann Frieren und Schüttelfrost; Schwäche; beklemmendes Gefühl in der Brust; Herzbeschwerden; blaurote Verfärbung der Haut; Blutungsneigung | **Lachesis C30** bei Bedarf alle ¼ h |
| Starke, schmerzhafte Schwellung der Bissstelle, dunkle venöse Blutung (Nase, Zahnfleisch); bei Kreuzotterbiss | **Vipera C30** alle ½ h |
| Sie sind anfangs rot, heiß, fiebrig, dann blass, kalt, elend und schwach; die Augen werden gelb; schwarze Flecken auf der Haut und Blutungsneigung; bei Klapperschlangenbiss | **Crotalus C30** bei Bedarf alle ¼ h |
| **Allgemein: Bach-Blüten-Notfall-(Rescue-)Tropfen** alle 1–15 Minuten 3–5 Tropfen innerlich wie äußerlich | |

## Hunde, Katzen und andere Tiere

Biss- und Kratzwunden infizierter Tieren können zu Tollwut (Seite 153) führen, die ohne Impfung meist tödlich verläuft. Auch Wurmerkrankungen (Seite 144) werden durch Tiere übertragen.

### Wichtige Maßnahmen:

- Lassen Sie Ihre Kinder nicht mit streunenden Katzen oder Hunden spielen.
- Bei Biss- und Kratzwunden von verdächtigen Tieren müssen Sie umgehend zum – **Arzt!** Sie sollten eine Impfung und eine sofortige Rückreise in Betracht ziehen.

## SEX UND GESCHLECHTSKRANKHEITEN

In vielen Fernreisegebieten kommen Geschlechtskrankheiten (Sexually Transmitted Diseases = STD) häufiger vor als bei uns. Dazu zählen Syphilis, Tripper, Trichomonaden, Chlamydien, Herpes, Filzläuse, Krätze, Hepatitis B und Aids. Mögliche Symptome: Geschwüre, Hautausschläge, Bläschen, Juckreiz, Ausfluss und Warzen im Genitalbereich.

### Aids und Hepatitis B

Die Immunschwäche-Erkrankung Aids, ausgelöst durch den HI-Virus, führt zum Zusammenbruch des körpereigenen Abwehrsystems und damit zum Tod. In Afrika und Asien ist Aids weit verbreitet.

Hepatitis B (Seite 150) ist eine virale Lebererkrankung, die oft chronisch verläuft und mit einer Leberzirrhose endet. Auch Todesfälle kommen vor. Beide Erkrankungen werden durch Körperflüssigkeiten (Blut, Sperma) übertragen. Alltägliche Kontakte sind ungefährlich.

Viele Infektionen erfolgen durch sexuelle Kontakte, aber auch über eine Verletzung der Haut (z. B. durch infizierte Nadeln oder Injektionskanülen) oder durch ungetestete Blut- und Plasmaprodukte. Alltägliche Kontakte stellen auch bei Hepatitis B keine Gefahr dar.

Für Hepatitis B steht ein Impfstoff zur Verfügung (Seite 109f.), für Aids dagegen nicht. Auch hier gilt es vorzubeugen.

**Wichtige Maßnahmen:**
- Benutzen Sie beim sexuellen Kontakt immer Kondome.
- Bei mangelhaften hygienischen Verhältnissen sollten Sie jegliche Verletzung der Haut (zahn- oder ärztliche Behandlungen, Injektionen, Piercing, Tätowierungen, Akupunktur, Friseur) vermeiden.
- Im Zweifelsfall sollten Sie Einmalspritzen und eigene Injektionskanülen benutzen (siehe Seite 24).
- Impfung gegen Hepatitis B (siehe Seite 109f.).
- Bei Infektionsverdacht – **Arzt!** Die Verschleppung der Krankheiten kann zu schwerwiegenden Folgeschäden führen.

Für HIV-Infizierte können, je nach Stadium der Erkrankung, Impfungen bzw. das Reisen in ferne Länder eine Gefahr darstellen. Bitte lassen Sie sich vor Reiseantritt ärztlich beraten.

## BADEN UND SCHWIMMEN

Es folgen ein paar Tipps für den ungetrübten Genuss.

**Wichtige Maßnahmen:**
- Schwimmen Sie nicht bei starker Strömung oder starkem Wellengang.
- Beachten Sie die kommende Flut.
- Springen Sie nicht in unbekannte Gewässer.
- Gehen Sie nicht überhitzt oder unmittelbar nach einer Mahlzeit ins Wasser.
- Vorsicht vor Verkühlung (v. a. auch bei Kindern). Sie begünstigt Erkältungen sowie Blasen-, Nieren-, Unterleibserkrankungen.
- Tragen Sie im Meer stets Badeschuhe.

- Meiden Sie den Kontakt mit (giftigen) Meereslebewesen (wie Haie, Quallen, giftige Fische, Seeanemonen und Seeigel).
- Baden Sie in tropischen Ländern nicht im Süßwasser: Bilharziose-Gefahr (Seite 144 f.).

## BARFUSS LAUFEN

Wenn möglich, sollten Sie nicht barfuß laufen. Auf diese Weise vermeiden Sie nicht nur Verletzungen und Infektionen der Füße, sondern auch Bilharziose (Seite 144 f.), Hakenwürmer (Seite 145 f.), Sandflöhe (Seite 122) und Fußpilz (in Bädern und Duschen).

## KLIMAANPASSUNG

Sonne, Wärme und Kälte, hohe Luftfeuchtigkeit oder Trockenheit können ungewohnt und damit belastend für den Organismus sein. Ältere Menschen, Diabetiker, Herz-Kreislauf-Kranke, übergewichtige und untrainierte Reisende haben oftmals Probleme mit der Akklimatisierung. Der menschliche Körper gewöhnt sich zwar innerhalb von zwei bis drei Wochen an das fremde Klima, doch dann ist der Urlaub in den meisten Fällen schon vorbei.

### Wichtige Maßnahmen:
- Gehen Sie nicht ungeschützt in die Sonne.
- Tragen Sie eine Kopfbedeckung sowie leichte lockere Baumwollkleidung und eine Sonnenbrille.
- Verwenden Sie Sonnenschutzmittel mit hohem Lichtschutzfaktor.
- Hitze führt zu hoher Verdunstung und leichtem Schwitzen – dadurch wird der Körper gekühlt. Menschen, die nur schwer oder gar nicht schwitzen, vertragen Hitze wesentlich schlechter und sollten gegebenenfalls einen Arzt oder Heilpraktiker konsultieren. Für eine rasche Anpassung ist es wichtig, viel und ausreichend zu trinken, um den Flüssigkeits- und Elektrolytverlust auszugleichen.

- Verzichten Sie anfangs auf Alkohol, Kaffee und Nikotin.
- Steigern Sie körperliche Aktivitäten und Anstrengungen langsam.
- Essen Sie anfangs keine schwer verdaulichen Speisen.
- Fieber und beschleunigter Puls können auf eine Hitzebelastung hinweisen (siehe Hitzekollaps und Hitzschlag, Seite 67 ff.).
- In heißen Ländern kann es auch sehr kalt werden (Wüstennächte, Winter, in den Bergen) – bitte bereiten Sie sich entsprechend vor.
- Je kälter das Klima, desto mehr Bewegung ist erforderlich und desto energiereicher sollte die Nahrung sein. Auch ein effektiver Kälteschutz ist wichtig.

| Bewährte Homöopathika | |
|---|---|
| Unverträglichkeit von trockener Hitze oder Meeresklima (Sonnenallergie; geschwollene Beine und Arme durch die Hitze; nächtliches Herzklopfen) | **Natrium muriaticum C30** bei Bedarf 1x |
| Unverträglichkeit von Föhn oder schwüler Hitze | **Gelsemium C30** bei Bedarf 1x |

## VERKEHRSUNFÄLLE

Die häufigste Ursache für Todesfälle auf Reisen sind Verkehrsunfälle!

**Deshalb:**
- Achten Sie auf vorsichtiges, defensives Verhalten im Straßenverkehr.
- Beachten Sie die Verkehrsregeln des jeweiligen Landes.
- Besorgen Sie sich Vorabinformationen über den Straßenzustand und offene Tankstellen.
- Prüfen Sie Ihren Mietwagen auf Verkehrstüchtigkeit.

## HÖHENKRANKHEIT

Ab 2.000 bis 3.000 Meter über dem Meeresspiegel kommt es bei raschem Aufstieg (v. a. bei Kindern) zu Sauerstoffmangel im Körper und eventuell zur lebensgefährlichen Höhenkrankheit. Deshalb:

- Langsamer Aufstieg, um den Körper ganz allmählich an die Höhe zu gewöhnen (durch verstärkte Produktion roter, sauerstoffaufnehmender Blutkörperchen).
- Ausreichend trinken: Erwachsene täglich vier bis sechs Liter (ansonsten wird das Blut zu »dick«).
- Regelmäßig Ruhetage einlegen. Das gilt auch für diejenigen, die in großen Höhen fliegen oder mit dem Auto fahren.

Mit stufenweiser Akklimatisierung vermeiden Sie die Krankheit.

**Erste Zeichen einer Höhenkrankheit:**
- Schwäche, Erschöpfung, Herzklopfen
- Kopfschmerzen, Schwindel, Ohrensausen
- Schlaflosigkeit und wirre Träume
- Appetitlosigkeit, Übelkeit, Erbrechen
- Atemnot

Werden diese Anzeichen nicht beachtet, kann es jederzeit und plötzlich zu Lungen- und Hirnödemen (Schwellungen) mit folgenden Symptomen kommen:
- Atemnot, Husten und feuchter Auswurf
- Blaue Lippen als Zeichen des Sauerstoffmangels
- Stärkste Kopfschmerzen
- Koordinations- und Sprachstörungen, Verwirrung, Halluzinationen, Benommenheit, Bewusstlosigkeit, Koma

**Wichtige Maßnahmen:**
- Nicht jeder ist höhentauglich. Herz-Kreislauf- bzw. Lungenkranke sollten sich vor Abreise von ihrem Arzt beraten lassen.

- Beim Auftreten der ersten Beschwerden dürfen Sie auf keinen Fall weiter aufsteigen, sondern Sie müssen eine mehrtägige Ruhephase einlegen und viel trinken. Warten Sie, bis der Körper sich an die Höhe gewöhnt hat.
- Treten weitere Symptome der Höhenkrankheit auf, dann müssen Sie so schnell wie möglich absteigen – mindestens 1.000 Höhenmeter, am besten auf unter 2.000 Meter. Zusätzlich sollten Sie eventuell Sauerstoff nehmen und – **Arzt!**

| **Bewährte Homöopathika** (bei leichteren Beschwerden oder begleitend) | |
| --- | --- |
| Kopfschmerzen; Ohrensausen; Schwindel; Appetitlosigkeit; Atemlosigkeit; Herzklopfen; Schlaflosigkeit durch die Höhe | **Coca\*** alle 4 h |
| Falls Coca nicht hilft oder nicht erhältlich ist | **Arsenicum album C30** alle 4 h |

\*Coca (C30 alle 4 h bis zu 3.000 Meter; D2–6 alle 1 h über 3.000 Meter), bewährtes homöopathisches Mittel bei Höhenkrankheit, ist nur in internationalen Apotheken erhältlich, z.B. bei Helios Pharmacy in England (Seite 208).

## TAUCHEN (SCUBA-DIVING)

Bei bestimmten Lungenerkrankungen, Asthma, Epilepsie, Herz-Kreislauf-Erkrankungen und manchen Erkrankungen im HNO-Bereich darf nicht getaucht werden.

- Eine Untersuchung auf Tauchtauglichkeit und ein ärztliches Attest sind empfehlenswert.
- Ein Tauchkurs ist die Grundvoraussetzung für einen sicheren Tauchgang.
- Tauchen Sie nie allein.
- Anfänger sollten nicht tiefer als 20 Meter und nicht ohne Begleitung eines erfahrenen Partners tauchen.

Die Hauptgefahren beim Tauchen entstehen durch den Wasserdruck, der alle zehn Meter um ein Bar zu- und beim Auftauchen wieder abnimmt. Ohne Druckausgleich bzw. durch zu raschen Ab- oder Aufstieg kommt es zu so genannten **Barotraumen**. Vorwiegend in Nasennebenhöhlen oder Mittelohr entstehen durch den Druck Geweberisse, die sich durch Schmerzen und Nasenbluten äußern. Platzt dabei das Trommelfell, kann es durch das ins Ohr eindringende Wasser zu Schwindel und völliger Orientierungslosigkeit kommen. Wird beim Aufstieg die Luft angehalten oder nicht gleichmäßig geatmet (z. B. bei einem Notaufstieg), kann es zum Platzen von Lungenbläschen bzw. zum Lungenriss mit Brustschmerzen, Atemnot, Husten und Bewusstlosigkeit kommen – **Arzt!**

Die **Dekompressionskrankheit** tritt dann auf, wenn die Aufstiegszeiten nicht eingehalten werden. Durch ein zu rasches Auftauchen entstehen Stickstoffbläschen in Blut und Gewebe. Übelkeit, Gleichgewichtsstörungen, Gliederschmerzen, Schwäche, Hautflecken und Bewusstseinsstörungen können noch Stunden nach dem Tauchgang auftreten – **Arzt!** und Überdruckkammer.

Der **Tiefenrausch** ist in Tiefen ab 25 Meter möglich. Durch eine überhöhte Stickstoffkonzentration im Gehirn kommt es zu rauschartigen Zuständen, die die Entscheidungsfähigkeit und das Urteilsvermögen des Tauchers beeinflussen. Mit dem Aufsteigen lässt der Rausch wieder nach.

Erfahrene Taucher wissen von Dekompressionstabellen und Pausen zwischen den einzelnen Tauchgängen. Sie planen jeden Tauchgang mit Bedacht. Sie erkennen einen Tiefenrausch des Tauchpartners und können Barotraumen vorbeugen. Lassen Sie sich beraten und vermeiden Sie es, ohne Ausbildung bzw. erfahrenen Partner mit der Flasche zu tauchen.

# WICHTIGE ERKRANKUNGEN (AUF REISEN)

Aus Platzgründen werden in diesem Kapitel nur die allerwichtigsten Krankheiten aufgeführt, die besonders auf Reisen auftreten. Erkrankungen, die höchst selten oder gar nicht während einer Reise auftreten, da sie entweder eine sehr lange Inkubationszeit haben, wie Leishmaniosen (Kala-Azar, Orientbeule) und Lepra, sowie Krankheiten, die ausgerottet (Pocken) sind oder Europäer äußerst selten betreffen (Pest, Ebola-Fieber), werden hier nicht aufgeführt. Ebenso hätte die Beschreibung von Kinderkrankheiten (Mumps, Masern, Röteln, Windpocken) den Rahmen dieses Ratgebers gesprengt, auch wenn diese beispielsweise in den Tropen noch sehr verbreitet sind.

## HAUPTSYMPTOM FIEBER (Seite 52 ff.)

**Dengue-Fieber** (auch Dandy-Fieber oder Sieben-Tage-Fieber)

**Infektionsweg:** Viruskrankheit, übertragen durch Stechmücken, die vor allem tagsüber stechen.
**Symptome:** nach einer Inkubationszeit von zwei bis zehn Tagen plötzlich hohes Fieber mit starken Kopf- und Gliederschmerzen, die steife, »dandyhafte« Bewegungen hervorrufen. Selten masernähnlicher Ausschlag, bei schwerem Verlauf (nach Zweitinfektion und bei Kindern häufiger) auch Blutungsneigung (hämorrhagisches Dengue-Fieber).
**Info:** vermutlich in Deutschland vergleichbar viele Erkrankungsfälle wie Malaria bei hoher Dunkelziffer.
**Vorkommen:** Verbreitung in tropischen und subtropischen Regionen wie Südostasien, Australien und Polynesien, Afrika, Mittel- und Südamerika sowie östlicher Mittelmeerraum.
**Vorbeugung:** Mückenstiche vermeiden (Seite 121).
**Behandlung:** nur symptomatische Behandlung möglich durch

fiebersenkende Maßnahmen und Schmerztabletten (acetylsali-
cylsäurehaltige Mittel wie ASS oder Aspirin® wegen der Blutungs-
gefahr meiden), bei schwerem Verlauf – **Arzt!**

> **Eventuell zusätzlich homöopathisch:** prophylaktisch Den-
> gue-Fieber-Nosode D/C 30 (oder Eupatorium perfoliatum
> C30) 1 x/Wo, bei Ausbruch siehe Fieber (Seite 52 ff.) und
> Gliederschmerzen (Seite 59 ff.), besonders Eupatorium, aber
> auch Belladonna, Aconitum, Rhus toxicodendron, Bryonia;
> bei Blutungsneigung auch Crotalus oder Lachesis.

### Gelbfieber

**Infektionsweg:** Viruserkrankung, übertragen durch tag- und
nachtaktive Stechmücken.
**Symptome:** nach drei bis sechs Tagen Inkubationszeit hohes Fieber mit Kopf- und Gliederschmerzen, Übelkeit und Erbrechen. Bei
20 Prozent schwerer Verlauf mit Gelbsucht, Leber- und Nieren-
schäden, inneren Blutungen sowie Hirnhautentzündung. In bis zu
50 Prozent tödlich.
**Vorkommen:** tropische Gebiete in Afrika vom 15. nördlichen bis
zum 10. südlichen Breitengrad sowie tropisches Mittel- und Südamerika vom 20. nördlichen bis zum 40. südlichen Breitengrad.
**Vorbeugung:** Mückenstiche vermeiden (Seite 121). Schutz durch
Impfung, die in Ländern mit Gelbfiebervorkommen verlangt wird.
Sie schützt für zehn Jahre und kann nur in bestimmten Impfstel-
len durchgeführt werden.
**Behandlung:** bei Ausbruch der Krankheit nur symptomatische
Therapie möglich – **Arzt!**

> **Eventuell zusätzlich homöopathisch:** Gelbfieber-Nosode
> D/C 30 (oder Crotalus C30) 1 x/Wo vorbeugend bzw. alle
> sechs Stunden bei Erkrankung. Weiterhin je nach Symptoma-

tik: bei Fieber (Seite 52 ff.) besonders Belladonna, Aconitum, Baptisia, Gelsemium, Crotalus und Lachesis, bei Blutungsneigung (im Wechsel mit Arsenicum album); bei Bauchschmerzen und Erbrechen (Seite 47 ff.) v. a. Bryonia, Ipecacuanha; bei Gefahr von Kreislaufversagen (Seite 77 f.) Camphora oder Carbo vegetabilis.

## Malaria

**Infektionsweg:** Fieberhafte Erkrankung, verursacht durch Einzeller (v. a. Plasmodium vivax und falciparum). Übertragung der Krankheitserreger durch Stechmücken (Anopheles-Mücke), die von der Dämmerung bis zum Morgengrauen am aktivsten sind.

**Symptome:** Nach sieben Tagen bis zu sieben Wochen Inkubationszeit kommt es zu hohem Fieber mit Kopf- und Gliederschmerzen sowie zu Schüttelfrost. Die gefährliche Malaria tropica (P. falciparum) führt häufig sehr rasch zu einem schweren Krankheitsverlauf bis hin zu Bewusstseinstrübung, Schock und Nierenversagen. Daneben gibt es chronische Verläufe mit Blutarmut, Gelbsucht und periodischen Fieberzuständen. Oft sind aber die ersten Symptome mild und unscheinbar. Neben dem Fieber können Reizhusten, Durchfall oder Erbrechen bestehen. Bei dem geringsten Verdacht – **Arzt!**

**Info:** weltweit schätzungsweise 200 Millionen Erkrankte, es sterben zwei Millionen jährlich. In Deutschland etwa 1.000 Malariafälle pro Jahr, davon zehn tödlich.

**Vorkommen:** in den heißeren Regionen der Erde (Malariagürtel). In großen Teilen Afrikas, Südostasien sowie in Neuguinea und in Teilen Brasiliens besteht die höchste Gefährdung wegen des Chloroquin-unempfindlichen Erregers.

**Vorbeugung:** Es gibt keine zuverlässige Schutzimpfung! Daher ist neben allgemeinen Maßnahmen (Seite 105 ff.) und Schutz gegen Mückenstiche (Expositionsprophylaxe) die medikamentöse Prophylaxe wichtig. Sie bietet aber keinen 100 %igen Schutz, ist reich an Nebenwirkungen (siehe Beipackzettel) und darf bei Kindern und Schwangeren nur unter Vorbehalt angewendet werden. Die WHO unterteilt je nach Resistenzlage und Übertragungsrisiko vier Arten von Prophylaxe (I-IV). Diese sollten Sie unbedingt mit Ihrem Hausarzt oder dem Tropeninstitut besprechen, da eine wirksame und vernünftige Vorbeugung von individuellem Reiseziel, Reisedauer, Reisezeit (Jahreszeit) und -art (Trekking- oder Abenteuerreisen) abhängt. Eine Woche nach Einreise in ein Malariagebiet muss bei jeder fieberhaften Erkrankung als Erstes an Malaria gedacht werden (auch bei Prophylaxe-Einnahme, da Resistenz möglich) – **Arzt!** Die Möglichkeit einer Malariainfektion besteht auch nach Rückkehr (vor allem die ersten drei Monate) – **Arzt!**

**Vorbeugung mit Medikamenten (Prophylaxe):**

**Typ I:** *geringes Infektionsrisiko;* nur Schutz vor Moskitostichen (Expositionsprophylaxe).

**Typ II:** *Risiko ausschließlich durch P. vivax oder wenn bei P. falciparum noch keine Chloroquin-Resistenz aufgetreten ist;* Expositionsprophylaxe plus Chloroquin.

**Typ III:** *Risiko durch P. vivax und P. falciparum mit zunehmender Chloroquin-Resistenz;* Expositionsprophylaxe plus Chloroquin (siehe Typ II) plus Proguanil.

**Typ IV:** *hohes Risiko durch P. falciparum oder hochgradige Chloroquin-Resistenz;* Expositionsprophylaxe plus Mefloquin oder Doxcyclin oder Atovaquon mit Proguanil (je nach Resistenzlage wählen).

In Einzelfällen eventuell als Ersatz für die medikamentöse Vorbeugung Mefloquin (Lariam®) für den Erkrankungsfall mitnehmen (Stand-by-Medikament).

**Notfall-(Stand-by-)Behandlung:**

Die Selbstmedikation bei Verdacht auf Malaria sollte wegen des hohen Risikos von Komplikationen und Nebenwirkungen nur im äußersten Notfall erfolgen, beispielsweise bei hohem Fieber oder Schüttelfrost mit schwerem Krankheitsgefühl in einem ausgewiesenen Malariagebiet, wenn innerhalb von 24 Stunden kein sachverständiger Arzt erreichbar ist. Mittel der Wahl für eine Region mit Chloroquin-Resistenzen sind Mefloquin (Lariam®), Atovaquon + Proguanil (Malarone®) oder Artemether + Lumefantrin (Riamet®). In Mittelamerika ist eine Therapie mit Chloroquin noch wirksam. Besprechen Sie eine potenzielle Einnahme auf jeden Fall vor der Abreise mit Ihrem Arzt, um Überdosierung, Unverträglichkeiten und Wechselwirkungen zu vermeiden.

**Eventuell zusätzlich homöopathisch:** als Prophylaxe Malaria D/C 30 und Malaria tropica D/C 30 1 x/Wo, und Chininum sulfuricum D3 morgens und abends für den Rest der Woche (stattdessen auch Neem- bzw. Artemisia-annua- oder -vulgaris-Tinktur 15 Tropfen). Unterstützend kann ein Malaria-Anfall wie folgt behandelt werden: Beginnt die Behandlung mit Schüttelfrost, geben Sie: (1) Nux vomica, (2) Arsenicum album, (3) Pulsatilla im Wechsel alle ½–2 h 1 TL nach der Wasserglasmethode (Seite 16). In jedem anderen Stadium geben Sie zuerst (1) Arsenicum album, dann (2) Pulsatilla, dann (3) Nux vomica nach gleicher Methode (Reihenfolge!). Alle Mittel in der Potenz C30. Wenn das Fieber seinen Höhepunkt erreicht hat, geben Sie Malaria D/C 30 alle 12 h. Sollte diese Maßnahme die folgenden Fieberschübe nicht deutlich reduzieren, ist ein Vorgehen nach den individuellen Symptomen des Kranken vorzuziehen. Folgende Mittel unter Fieber (Seite 52 ff.), Gliederschmerzen (Seite 59 ff.), Verdauungsstörungen (Seite 79 ff.) etc. kommen dabei oft infrage: Arsenicum album, Natrium muriaticum, Pulsatilla, Arnica, Nux vomica, China, Eupatorium perfoliatum, Aconitum, Belladonna, Sulfur, Rhus toxicodendron, Gelsemium, Baptisia, Hyoscyamos. Begleitend dazu evtl. noch ein Lebermittel wie Carduus marianus oder Chelidonium. Sie finden alle Mittel ab Seite 157 beschrieben.

## Meningokokken-Meningitis

**Infektionsweg:** bakterielle Hirnhautentzündung, deren Erreger (Menigokokken) durch Tröpfcheninfektion von Mensch zu Mensch übertragen werden.

**Symptome:** plötzlich hohes Fieber, Kopfschmerzen und Erbrechen. Typisch ist eine Nackensteife.

**Vorbeugung:** Bei Reisen in Endemiegebiete wird eine Impfung empfohlen.

**Vorkommen:** häufiger im tropischen Afrika, in Indien, in den Golfstaaten – vor allem bei engem Kontakt zur einheimischen Bevölkerung und während der Trockenzeit.

**Behandlung:** Bei Krankheitsverdacht ist eine sofortige ärztliche Konsultation mit frühzeitiger Gabe eines geeigneten Antibiotikums wichtig – **Arzt!**

> **Eventuell zusätzlich homöopathisch:** als Prophylaxe Meningococcus-Nosode D / C 30 (oder Belladonna C30) 1 x / Wo. Bei einer Erkrankung lohnt sich folgender Behandlungsversuch: Belladonna stündl. und Apis stündl. im Wechsel (Wasserglasmethode, siehe Seite 16), siehe aber auch die Mittel unter Fieber (Seite 52 ff.).

## Typhus

**Infektionsweg:** durch Bakterien (Typhus-Salmonellen) verursachte Infektion, übertragen durch mit menschlichen Ausscheidungen verunreinigte Lebensmittel und Wasser.

**Vorkommen:** weit verbreitete Infektionskrankheit, häufig in subtropischen und tropischen Ländern (etwa 50 Millionen Erkrankungen jährlich).

**Symptome:** etwa zwei Wochen nach Ansteckung erste Symptome mit langsam bis 40 °C ansteigendem Fieber. Der Puls wird relativ langsam, oft finden sich rote Flecken (Roseolen) v. a. am Bauch. Ab der dritten Woche Durchfälle mit »erbsbreiartigen« Stühlen. Drei bis vier Wochen nach Krankheitsbeginn kommt es zur Entfieberung. Komplikationen wie Kreislaufversagen, Darmblutung und Darmdurchbruch mit Bauchfellentzündung führen in etwa zwei Prozent der Fälle zu tödlichem Verlauf.

**Vorbeugung:** hygienische Vorsichtsmaßnahmen einhalten. Impfung, meist in Kapselform, ist möglich und bietet einen gewissen Schutz.

**Behandlung:** mit Flüssigkeitsersatz und einem Antibiotikum – **Arzt!**

**Eventuell zusätzlich homöopathisch:** vorbeugend Typhus-Nosode D / C 30 (oder Baptisia C30) 1 x / Wo einnehmen. Zur Behandlung können die empfohlenen Mittel bei Fieber (Seite 52 ff.), v. a. Baptisia, Bryonia, Rhus toxicodendron, und die unter Durchfall genannten (Seite 43 ff.), v. a. Sulfur und Arsenicum album, versucht werden.

## HAUPTSYMPTOM DURCHFALL (Seite 43 ff.)

### Amöbenruhr

**Infektionsweg:** durch Einzeller (Amöben) verursachte Darminfektion, die durch kontaminiertes Trinkwasser und Nahrungsmittel übertragen wird.

**Symptome:** nach unterschiedlicher Inkubationszeit (bis mehrere Monate) Auftreten von Durchfällen mit Blut- und Schleimbeimengungen sowie Leibkrämpfe. Später können Amöben vom Darm in die Leber gelangen und dort Abszesse hervorrufen. Die Krankheit beginnt meist weniger akut als andere Durchfallerkrankungen, kann aber länger anhalten oder zu Rückfällen führen.

**Vorbeugung:** Einhalten hygienischer Vorsorgemaßnahmen (Seite 119 f.).

**Behandlung:** spezielle Antibiotika – **Arzt!**

> **Eventuell zusätzlich homöopathisch:** je nach Symptomatik (Durchfall, Seite 43 ff.) v. a. Colocynthis, Colchicum, Mercurius corrosivus und Sulfur (in chronischen Fällen); danach zur schnelleren Erholung China alle 12 h.

## Bakterielle Ruhr

**Infektionsweg:** durch Ruhrbakterien (Shigellen) verursachte Darmerkrankung.
**Symptome:** nach zwei bis fünf Tagen Inkubationszeit blutige Durchfälle mit krampfartigen Leibschmerzen, meist mit Fieber.
**Vorbeugung:** Einhalten hygienischer Maßnahmen (Seite 119 f.).
**Behandlung:** mit Flüssigkeits- und Mineralstoffersatz sowie Antibiotika – **Arzt!**

> **Eventuell zusätzlich homöopathisch:** je nach Symptomatik bei Erbrechen (Seite 47 ff.) v. a. Ipecacuanha; bei Durchfall (Seite 43 ff.) v. a. Mercurius corrosivus, Colocynthis und Podophyllum, in chronischen Fällen auch Sulfur; bei Fieber (Seite 52 ff.) v. a. Baptisia, Rhus toxicodendron; danach zur schnelleren Erholung China alle 12 h.

## Cholera

**Infektionsweg:** durch Bakterien (Choleravibrionen) verursachte, schwere Darminfektion, wird meist durch kontaminiertes Trinkwasser und Nahrungsmittel übertragen.
**Vorkommen:** häufig in Afrika, Asien sowie in Mittel- und Südamerika. Etwa 600.000 gemeldete Cholerafälle jährlich weltweit, von denen mindestens 20.000 tödlich enden.

**Symptome:** nach einigen Stunden bis wenigen Tagen Inkubationszeit schwere Brechdurchfälle. Häufige, »reiswasserartige« Durchfälle führen zu massiven Wasser- und Mineralstoffverlusten mit Austrocknung der Schleimhäute mit Durstgefühl und Wadenkrämpfen. Der Blutdruck ist erniedrigt, der Puls schwach und beschleunigt. Die Urinausscheidung nimmt ab, was zu Nierenversagen und tödlich endendem Kreislaufschock führen kann.

**Vorbeugung:** Einhalten hygienischer Vorsichtsmaßnahmen (Seite 119 f.). Eine Impfung ist möglich, wird aber nicht mehr generell empfohlen (manche Länder verlangen noch eine Choleraimpfung bei Einreise aus Infektionsgebieten, obwohl diese nach Meinung der WHO nicht mehr erforderlich ist).

**Behandlung:** schneller und ausreichender Ersatz von Flüssigkeit und Mineralstoffen (Infusionsbehandlung) und ein Antibiotikum – **Arzt!**

> **Eventuell zusätzlich homöopathisch:** Cholera-Nosode D / C 30 1 x / Wo als Vorbeugung oder in Epidemiegebieten 1 Tropfen Kampfertinktur täglich auf 1 Liter Trinkwasser. Bei Erkrankung (siehe Durchfall, Seite 43 ff.) v. a. Arsenicum album, Veratrum album, Cuprum metallicum und unter Kreislaufbeschwerden (Seite 77 f.) v. a. Camphora.

### Salmonellosen

**Infektionsweg:** durch Bakterien (Salmonellen) verursachte Darminfektion. Die Übertragung erfolgt durch mit Salmonellen verunreinigte Nahrung (z. B. Eier, Salat, Mayonnaise).

**Symptome:** unterschiedliche Krankheitsverläufe, die oft nicht von banalen Durchfallerkrankungen zu unterscheiden sind. Gelegentlich schwere Erkrankungssymptome mit hohem Fieber und länger dauernden Durchfällen, die v. a. ältere Menschen und Kleinkinder gefährden – **Arzt!**

> **Eventuell zusätzlich homöopathisch:** muss den Symptomen entsprechend behandelt werden, siehe Typhus (Seite 140), Durchfall (Seite 43 ff.), Fieber (Seite 52 ff.).

## WURMERKRANKUNGEN

### Bandwürmer

Diese Plattwürmer leben im Dünndarm und können mehrere Meter lang werden.

**Infektionsweg:** Die Ansteckung erfolgt durch »Finnen« in rohem oder ungenügend erhitztem Fleisch oder Fisch. Man bemerkt den Befall meist durch den Abgang von Bandwurmgliedern mit dem Stuhl.

**Symptome:** Beschwerden sind relativ selten.

**Info:** Eine Ansteckung mit Eiern des Hundebandwurms kann zur Bildung von Zysten in inneren Organen (z. B. der Leber) führen. Nach Kontakt mit Hunden Hände waschen!

**Behandlung:** spezielle Wurmmittel (z. B. Yomesan®).

### Bilharziose (Schistosomiasis)

**Vorkommen:** parasitäre Erkrankung in tropischen Ländern, verursacht durch Pärchenegel, die im Wirt in den Venen des Darms oder der Blase leben.

**Infektionsweg:** die mit dem Stuhl ausgeschiedenen Eier entwickeln sich im Süßwasser zu Larven, die bestimmte Süßwasserschnecken befallen und dort zu infektionstüchtigen Zerkarien werden. Diese können sich durch die Haut eines »Wirtes« (Tier oder Mensch) bohren, falls dieser in Kontakt mit dem kontaminierten Wasser kommt, und über die Leber wieder in die Unterleibsvenen gelangen.

**Symptome:** am Ort der Infektion oft Hautreizung, nach vier bis sechs Wochen fieberhafte Allgemeinerkrankung, später Unterleibsschmerzen mit Blut im Stuhl oder Urin. Diagnosestellung durch Bluttest oder mikroskopischen Eiernachweis.
**Vorbeugung:** Meiden von Süßwasser in Endemiegebieten.
**Behandlung:** mit Praziquantel – **Arzt!**

## Filariosen

**Infektionsweg:** Befall mit Fadenwürmern (Filarien), die durch Stechmücken übertragen werden.
**Symptome:** Die Würmer leben unter der Haut oder in Lymphgefäßen und können bei starkem Befall entzündliche Schwellungen (z. B. Kalabar-Schwellung bei Loiasis) und Stauungen, v. a. in den Extremitäten verursachen (Elephantiasis). Bei der Onchozerkose (Flussblindheit) verbreiten sich die Filarienlarven unter der Haut, wo sie eine chronische Entzündung mit starkem Juckreiz hervorrufen. Ein Befall der Augen kann bis zur Erblindung führen.
**Info / Vorkommen:** Filariosen treten in der Regel nur bei längeren Aufenthalten in Endemiegebieten Afrikas und Südamerikas mit wiederholten Infektionen auf und betreffen vorwiegend Einheimische.
**Vorbeugung:** Vermeiden von Mückenstichen (Seite 121).
**Behandlung:** durch Tropenmediziner – **Arzt!**

## Hakenwürmer

Die etwa 1 cm großen Würmer haken sich in die Dünndarmwand ein und saugen Blut.
**Infektionsweg:** Die Infektion erfolgt über Larven, die sich in feuchtem Erdreich aus mit dem Stuhl ausgeschiedenen Eiern entwickeln. Die Larven können durch die unverletzte Haut eindringen und gelangen über Blutbahn und Lunge in den Dünndarm, wo sie zu Würmern heranreifen.

**Symptome:** Bei der Lungenpassage können Bronchitis-Symptome wie Reizhusten auftreten. Bei stärkerem Befall kommt es zu Eisenmangel, Blutarmut und zunehmendem körperlichen Verfall.

**Vorkommen:** In ländlichen Gebieten der Tropen stellen Hakenwürmer ein großes und weit verbreitetes Gesundheitsproblem dar.

**Vorbeugung:** Tragen von geeignetem Schuhwerk.

**Behandlung:** Die Diagnose erfolgt durch den Nachweis von Wurmeiern im Stuhl; zur Behandlung werden Wurmmittel verabreicht (z. B. Helmex®) – **Arzt!**

**Info:** Hakenwürmer im Kot von Hunden oder Katzen bohren sich in die Haut und graben dort rote juckende Gänge (so genannter Hautmaulwurf oder »Larva migrans«). Im Gegensatz zum menschlichen Hakenwurm sind diese Beschwerden lästig, aber ungefährlich.

## Spul- und Madenwürmer

Diese Darmparasiten sind meist harmlos und auch bei uns weit verbreitet. Spulwürmer werden bis zu 30 cm lang und verursachen bei Kindern gelegentlich Bauchschmerzen. Madenwürmer sind etwa 1 cm lange, weiße, fadendünne Würmer. Nach der Begattung kriechen die Weibchen nachts aus dem After, um dort ihre Eier abzulegen.

**Infektionsweg:** durch Wurmeier, die v. a. über Trinkwasser und rohes Gemüse aufgenommen bzw. von Mensch zu Mensch übertragen werden.

**Symptome:** Juckreiz, v. a. nachts und am Morgen. Die Diagnose wird durch Nachweis von Wurmeiern im Stuhl gestellt.

**Behandlung:** durch wurmabtötende Mittel (z. B. Helmex®, Vermox®).

## SONSTIGE ERKRANKUNGEN

### Borreliose, Lyme-Disease

**Infektionsweg:** bakterielle Infektion durch Zeckenstich.
**Symptome:** Bakterien (Borrelien) gelangen mit dem Speichel der Zecke in den Organismus und verursachen zunächst eine flächenhafte, langsam größer werdende Hautrötung (»Wanderröte«). Später kann es zu Gelenkbeschwerden, Lähmungserscheinungen und Herzmuskelbefall kommen.
**Vorkommen:** relativ häufige Erkrankung in Europa, Asien und USA, da gebietsabhängig bis zu 30 Prozent der Zecken mit den Bakterien infiziert sind.
**Vorbeugung:** Vermeidung von Zeckenstichen, eine Impfung ist nicht möglich.
**Behandlung:** in der Regel mit einem Antibiotikum – **Arzt!**

> **Eventuell zusätzlich homöopathisch:** Borrelien-Nosode D/C 30 1 x/Wo prophylaktisch oder alle 6 h nach einen Stich (4 x), siehe zusätzlich auch Behandlungstipps unter Bisse/Stiche auf Seite 94 f.

### Chagas-Krankheit

**Infektionsweg:** durch Einzeller (Trypanosomen) verursachte und durch den Stich von Raubwanzen übertragene Erkrankung.
**Vorkommen:** in Mittel- und Südamerika. Die Wanzen kommen v. a. in Hausspalten und Dächern von Hütten, Ställen und einfachen Häusern vor und saugen nachts Blut.
**Symptome:** nach etwa zwei Wochen an den Stichstellen Schwellung und Vergrößerung der benachbarten Lymphknoten, danach grippeähnliche Symptome. Unbehandelt Übergang in chronische Stadien, eventuell mit schweren Organschäden (Herz, Verdau-

ungstrakt, Nervensystem). Die Diagnose erfolgt durch Blutuntersuchung.

**Behandlung:** durch Tropenmediziner – **Arzt!**

## Diphtherie

**Infektionsweg:** durch Tröpfcheninfektion von Mensch zu Mensch übertragene bakterielle Erkrankung.

**Symptome:** nach zwei bis vier Tagen Inkubationszeit typischer, dicker weißer Belag auf Mandeln, Rachenhinterwand und Gaumen mit süßlichem Mundgeruch (Rachendiphtherie). Weitere Ausbreitung auf den Kehlkopf mit Heiserkeit, bellendem Husten und Atemnot. Manchmal schwere Krankheitsverläufe mit Halsschwellung, Lähmungen, Kreislaufversagen wegen Herzmuskelschädigung.

**Info / Impfung:** Diphtherie gilt als die gefährlichste Kinderkrankheit, ist aber in den letzten Jahrzehnten in Deutschland extrem selten geworden.

**Vorkommen:** besonders in Russland, Lettland, der Ukraine und der Mongolei, in Indien, Pakistan, auf den Philippinen, in Indonesien, im Irak, auf der arabischen Halbinsel, in Brasilien, Ägypten, Algerien, im Sudan, in Nigeria und in Lesotho.

**Behandlung:** möglichst frühzeitige Gabe eines Heilserums und von Penizillin – **Arzt!**

## FSME (Früh-Sommer-Meningo-Enzephalitis)

**Infektionsweg:** durch Zeckenstich übertragene Viruserkrankung (Seite 121 ff.).

**Symptome:** 5 bis 14 Tage nach dem Stich einer mit dem Virus infizierten Zecke kommt es bei bis zu einem Drittel der gestochenen Personen zu grippeähnlichen Symptomen wie Fieber, Kopf- und Gliederschmerzen. 10 bis 20 Prozent zeigen später auch Lähmungserscheinungen. Von diesen schweren Krankheitsverläufen endet ca. ein Prozent tödlich. In Deutschland wird im Durchschnitt ein Todesfall pro Jahr registriert.

**Vorkommen:** in vielen Gebieten Bayerns, Österreichs (v. a. an der Donau und ihren Nebenflüssen), in Osteuropa und in Südschweden. In diesen Endemiegebieten sind etwa 0,05 bis 1 Prozent der Zecken Virusträger.

**Vorbeugung:** durch Schutz vor Zeckenstichen. Es gibt eine wirksame Schutzimpfung, die empfohlen wird bei Reisen in die entsprechenden Gebiete, v. a. bei häufigem Aufenthalt im Freien (z. B. Campingurlaub).

**Behandlung:** Bei Ausbruch der Krankheit ist nur eine symptomatische Behandlung möglich – **Arzt!**

> **Eventuell zusätzlich homöopathisch:** Zeckenbiss-Fieber-Nosode D/C 30 1 x/Wo oder bis zu 6 h nach einem Stich 1 x, siehe zusätzlich auch Behandlungstipps unter Bisse/Stiche auf Seite 94 f.

## Hepatitis A

**Infektionsweg:** Viruserkrankung (Hepatitis-A-Virus) der Leber, die durch Schmier- und Schmutzinfektionen sowie durch Trinkwasser übertragen wird.

**Vorkommen:** Das Virus kommt weltweit vor, es besteht jedoch ein Süd-Nord-Gefälle mit gehäuftem Auftreten in warmen Ländern.

**Symptome:** Nach zwei bis sechs Wochen Inkubationszeit kommt es zu grippeähnlichen Allgemeinsymptomen mit Müdigkeit, Appetitlosigkeit, Übelkeit und Erbrechen, danach zu Gelbfärbung der Haut, Braunfärbung des Urins und Entfärbung des Stuhls. Die Gelbsucht ist vor allem sichtbar im Weiß der Augen, sie tritt unterschiedlich stark auf und ist v. a. bei Kindern oft nicht nachweisbar. Bei Kindern unter zehn Jahren verläuft die Infektion meist beschwerdefrei oder milde. Schwere Krankheitsverläufe sind selten, die Zeichen der Leberentzündung können jedoch einige Monate nachweisbar sein, der Übergang in eine chronische Hepatitis ist bisher nicht nachgewiesen.

**Behandlung:** Die Diagnose erfolgt durch Blutuntersuchungen, eine spezielle Therapie ist nicht möglich. Eine fettarme und alkoholfreie Diät wird empfohlen.

**Vorbeugung:** Einhalten der bekannten Hygienemaßnahmen sowie ein Verzicht auf Austern und Muscheln. Eine Impfung mit Immunglobulinen (z. B. Beriglobin) ist möglich. Bei häufigen Reisen in entsprechende Länder wird die Schutzimpfung empfohlen. Sie bietet einen lang anhaltenden sicheren Schutz.

---

**Eventuell zusätzlich homöopathisch:** Hepatitis-A-Nosode D/C 30 1 x/Wo vorbeugend bzw. alle 12 h bei Erkrankung. Dann auch zusätzlich Phosphorus alle 24 h und Carduus marianus oder Chelidonium (siehe Gelbsucht, Seite 58). Weitere Mittel siehe bei Fieber (Seite 52 ff.) und Gliederschmerzen (Seite 59 ff.), besonders aber Aconitum, Belladonna, Ferrum phosphoricum, Gelsemium, Bryonia sowie unter Verdauungsstörungen (Seite 79 ff.) wie Nux vomica, Pulsatilla, China.

---

## Hepatitis B

Viruserkrankung (Hepatitis-B-Virus) der Leber. Die Inkubationszeit beträgt sechs Wochen bis sechs Monate.

**Infektionsweg:** Die Übertragung erfolgt durch Blut und andere Körperflüssigkeiten (auch durch Geschlechtsverkehr).

**Symptome:** der akuten Erkrankung ähneln denen der Hepatitis A, auch hier gibt es keine Therapie. Hepatitis B gehört zu den häufigsten Infektionskrankheiten, bei etwa zehn Prozent der Infizierten kommt es zu einem chronischen Verlauf, was später zu Leberzirrhose und Leberkrebs führen kann.

**Vorbeugung:** Meiden sexueller Kontakte mit Risikogruppen (z. B. Prostituierte, Homosexuelle), Vorsicht bei medizinischen und zahnmedizinischen Eingriffen (sterile Nadeln!) – auch bei Akupunktur und Tätowierungen. Vor Hepatitis B kann eine Impfung schützen. Sie zählt inzwischen zum Routineimpfprogramm bei Kindern.

> **Eventuell zusätzlich homöopathisch:** Hepatitis-B-Nosode D/C 30 1 x/Wo vorbeugend bzw. alle 12 h im Falle einer Erkrankung. Dann auch zusätzlich Phosphorus alle 24 h und Carduus marianus oder Chelidonium (siehe Gelbsucht, Seite 58). Für weitere Mittel siehe unter Hepatitis A. Eine fettarme und alkoholfreie Diät wird empfohlen.

### Japanische Enzephalitis

**Infektionsweg:** durch Viren verursachte, von Stechmücken übertragene Gehirnentzündung.
**Vorkommen:** v. a. in ländlichen Gebieten Asiens.
**Vorbeugung:** Die Impfung wird empfohlen bei längerem Aufenthalt in entsprechenden Gebieten, v. a. während der Monsunzeit.
**Info:** Der Impfstoff ist derzeit in Deutschland nicht zugelassen, kann aber über internationale Apotheken bezogen werden; eine Rücksprache mit dem Tropeninstitut ist empfehlenswert.

> **Eventuell zusätzlich homöopathisch:** Belladonna C30 1 x/Wo vorbeugend bzw. alle 12 h im Falle einer Erkrankung. Bei Erkrankung siehe unter Fieber (Seite 52 ff.) besonders aber Aconitum, Belladonna, Hyoscyamos, aber auch Opium (Seite 180).

## Polio (Kinderlähmung)

**Infektionsweg:** durch Schmierinfektion übertragene Viruserkrankung (Polioviren), die bei Befall des Nervensystems bleibende Schäden verursachen kann.

**Symptome:** zunächst Allgemeinsymptome wie Fieber, Gliederschmerzen und Erbrechen. In etwa ein Prozent der Erkrankungsfälle kommt es zu Lähmungen, die sich jedoch meist zurückbilden.

**Info:** Die Erkrankung ist in Europa äußerst selten geworden.

**Vorkommen:** weit verbreitet in tropischen Ländern.

**Vorbeugung:** bei Reisen in betroffene Gebiete auf ausreichenden Impfschutz achten.

## Schlafkrankheit

**Infektionsweg:** durch Einzeller (Trypanosomen) verursachte und durch Tse-Tse-Fliegen übertragene Erkrankung.

**Vorkommen:** im tropischen Afrika.

**Symptome:** an der Stichstelle zunächst entzündliche Schwellung mit Vergrößerung benachbarter Lymphknoten. Später Fieberschübe und zusätzlich vergrößerte Milz. Befall des Nervensystems mit Lähmungen, Krämpfen, Verwirrtheitszuständen, Lethargie und Schlafsucht.

**Behandlung:** Diagnose durch Blut- und Lymphknotenuntersuchungen, Behandlung durch spezielle Medikamente (Germanin®) – Arzt!

**Info:** Reisende sind kaum gefährdet, Vorsicht aber auf Safaris (Mückenstichprophylaxe); die Tse-Tse-Fliege sticht v. a. tagsüber und wird durch die dunkelblaue Farbe und sich bewegende Fahrzeuge angezogen.

## Tollwut

Eine das Gehirn befallende Viruserkrankung.

**Infektionsweg:** durch Biss- und Kratzwunden infizierter Tiere (z. B. streunender Hunde und n).

**Vorkommen:** vor allem in Ländern Asiens und Afrikas.

**Symptome:** nach zehn Tagen bis maximal acht Monaten (meist nach ein bis drei Monaten) Inkubationszeit treten uncharakteristische grippeartige Krankheitssymptome wie Kopf- und Gliederschmerzen sowie Fieber auf. Später kommt es zum Befall des Gehirns mit Lähmungen, Krämpfen und Atemstörungen.

**Behandlung:** Eine Behandlung der Tollwut ist nicht möglich; ist die Erkrankung ausgebrochen, verläuft sie tödlich.

**Vorbeugung:** Nur die Impfung verhindert den Ausbruch der Krankheit, wobei infolge der langen Inkubationszeit eine Impfung (aktive und passive Impfung) in aller Regel auch nach einer Infektion noch schützt. Insbesondere Trekkingtouristen wird die Impfung empfohlen.

**Info:** Infizierte Tiere zeigen meist ein artuntypisches, auffälliges Verhalten (z. B. apathisch, ungewöhnlich zutraulich oder auch sehr aggressiv sowie vermehrter Speichelfluss).

# WIEDER ZU HAUSE

Nach Fern- und Tropenreisen ist es angebracht, auch weiterhin auf den gesundheitlichen Zustand zu achten. Sollten direkt nach einer Reise Krankheiten oder ungewöhnliche Symptome auftreten – **Arzt!**

Bei einer Malariaprophylaxe müssen die Medikamente meist noch vier Wochen nach der Rückkehr eingenommen werden. Waren Sie in einem Malariagebiet, müssen Sie bei jedem Fieber, das bis zu drei Monate nach Ihrer Rückkehr auftritt, an eine Späterkrankung von Malaria denken – **Arzt!**

Bestimmte exotische Krankheiten können erst Monate später auftreten. Deshalb sollten Sie folgende Symptome auf jeden Fall ärztlich untersuchen lassen – **Arzt!**

- Unklare Fieberzustände
- Hautausschläge
- Juckreiz
- Bauchschmerzen
- Durchfälle (blutig)
- Schwellungen von Drüsen oder Haut
- Gewichtsverlust
- Schwäche
- Erbrechen
- Husten
- Blutiger Urin
- Gelbfärbung von Haut oder Augen

# ANHANG

## HOMÖOPATHISCHE MITTEL VON A BIS Z

In diesem Kapitel finden Sie alle Homöopathika dieses Ratgebers in alphabetischer Reihenfolge zusammen mit den jeweiligen deutschen Namen (entspricht dem Inhaltsstoff). Für jedes Mittel sind die prägnantesten Symptome (Leitsymptome) beschrieben. So können Sie Ihre Mittelwahl noch einmal überprüfen.

**Typ:** Hier finden Sie bei vielen Mitteln eine kurze Charakterisierung des entsprechenden Menschentyps sowie des für das jeweilige Mittel typischen Verhaltens.

**Bewährt:** Hier sind die Einsatzgebiete genannt, in denen sich das Mittel besonders bewährt hat.

**Hinweise** oder **Warnungen** machen Sie auf Besonderheiten aufmerksam, die Sie nicht übersehen dürfen.

☽ *Besser:* listet die Umstände auf, die eine Verbesserung der Beschwerden bewirken. Diese Umstände können bei der Wahl des Mittels sehr hilfreich sein.

☽ *Schlechter:* hebt alle Faktoren hervor, die zur Verschlechterung der Beschwerden beitragen.

**Aconitum
(blauer Eisenhut)**

Bei allen Beschwerden, die akut, plötzlich und mit großer Heftigkeit auftreten.

Plötzliches Frösteln, dann rascher, sehr hoher Fieberanstieg (über 39,5 °C) mit hartem schnellem Puls.

Die Haut ist heiß und trocken; ein Schweißausbruch erleichtert und senkt das Fieber.

Das gerötete Gesicht wird beim Aufrichten blass, dabei Schwindel.

Folgen von trockener Kälte, kaltem Wetter oder Wind.

Folgen von Schreck, Schock, Unfall.

Unerträgliche Schmerzen mit körperlicher und geistiger Unruhe.

Panik, Panikattacken oder

große Angst bis Todesangst (»glaubt, sterben zu müssen«) mit Herzklopfen und Atembeklemmung.

Großer Durst auf kalte Getränke.

☊ *Besser:* durch frische Luft, Aufdecken des Kranken.

☋ *Schlechter:* um Mitternacht; durch Wärme, kalten Wind; in engen Räumen, durch Menschenmassen.

**Bewährt:** als erstes Mittel bei allen akuten Erkrankungen und (fieberhaften) Entzündungen mit obigen Symptomen; häufige Folgemittel bei Fieber: Belladonna, später Sulfur.

---

## Allium cepa (Küchenzwiebel)

Niesreiz mit Fließschnupfen und wässrigem, sehr scharfem, wundmachendem Nasensekret.

Rote Augen, Augenbrennen und Tränenfluss mit milden Tränen, welche die Augen nicht reizen.

Kratzen und Jucken im Hals, raue Stimme.

Hackender Husten, vor allem beim Einatmen kalter Luft.

☊ *Besser:* an der frischen Luft und in kühlen Räumen.

☋ *Schlechter:* abends und im Warmen.

**Bewährt:** bei Heuschnupfen und Erkältungen als Folge von Kälte, Wind und Feuchtigkeit, wenn die genannten Symptome vorhanden sind.

---

## Agaricus (Fliegenpilz)

Gefühl, als würde man von Eisnadeln gestochen.

Brennen; Jucken; Rötung und Schwellung wie bei Frostbeulen.

Unkoordinierte Bewegungen, Sie lassen leicht etwas fallen.

Lidzuckungen und Tics, die im Schlaf aufhören.

☊ *Besser:* durch langsame Bewegung und Schlaf.

☋ *Schlechter:* durch Alkohol und Tabak; nach geistiger Anstrengung.

**Bewährt:** bei Zuckungen, Erfrierungen, Frostbeulen, Verletzungen durch Quallen.

## Apis (Honigbiene)

Haut oder Schleimhaut sind geschwollen, blassrot und heiß.
Brennende, stechende Schmerzen; die schmerzhaften Stellen sind sehr empfindlich.
Gefühl, Hals oder Blase seien zugeschnürt.
Fehlender Durst, auch bei Fieber.
Sie sind sehr ruhelos, können sich nicht konzentrieren.

🜨 *Besser:* an der frischen Luft; durch kalte Bäder und kalte Umschläge.

🜨 *Schlechter:* durch Wärme und Hitze; bei Berührung; nach dem Schlaf; am Spätnachmittag.

**Bewährt:** bei Insektenstichen (v. a. bei Bienenstichen), Hautausschlägen, Gelenkbeschwerden, Hals- und Blasenentzündungen.

---

## Argentum nitricum (Silbernitrat)

**Typ:** impulsiv, offen, liebt Gesellschaft, oftmals hektisch und immer in Eile; hat viele ängstliche Gedanken, die sich fast zwanghaft aufdrängen.
Diverse Angst- und Panikzustände: Höhen- und Tiefenangst; Platzangst; Angst vor Krankheit, Unglück, Krankenhaus oder bedeutenden Ereignissen (z. B. vor Reisen, Prüfungen etc.).
Bei nervösem Schwindel mit weichen Beinen, eventuell mit Rauschen in den Ohren; vor allem nach geistiger Überarbeitung, bei Reisekrankheit und Angst.
Durchfall vor der Reise, vor Verabredungen und Terminen.
Starkes Verlangen nach Zucker (auch nach Käse und Salzigem).
Ständiges Aufstoßen mit Erbrechen und Übelkeit.
Krampfartige Bauchschmerzen mit starken Blähungen.
Splitterartige Schmerzen.
Kaltes, auch taubes Gefühl in Händen und Füßen.

🜨 *Schlechter:* in der Wärme; durch Ängste; nach Zucker, Käse und Salzigem.

**Bewährt:** bei Durchfall; Reise- und Platzangst; Blähungen.

## Arnica (Bergwohlverleih)

Wichtigstes und erstes Mittel bei allen Verletzungen und Verletzungsschock.
Bei Prellungen, Quetschungen, Verstauchungen und Blutungen.
Bei körperlicher Überanstrengung und Schmerzen wie Muskelkater.
Sie fühlen sich zerschlagen, wund und lahm (bei Fieber auch wie betrunken).
Das Bett fühlt sich zu hart an, Sie sind deshalb ruhe- und schlaflos.
Aufstoßen mit fauligem Atem, Ekel vor dem Essen, schmutziger Zungenbelag (brauner Mittelstreifen), Übelkeit, Erbrechen, Blähungen und Durchfall.
Sie sind überempfindlich, möchten nicht berührt werden.
Sie wollen allein gelassen werden; trotz Krankheit sagen Sie, dass alles in Ordnung sei, oder Sie geben gar keine Antwort.
◑ *Besser:* im Liegen.
◔ *Schlechter:* durch Berührung und Bewegung; in feuchter Kälte.

## Arsenicum album (weißes Arsenik)

**Typ:** sehr ordentlich, pünktlich und zur Perfektion neigend; intelligent mit überkritischer Einstellung; sehr lehrerhaft und besserwisserisch; leicht reizbar.
Periodisch auftretende Beschwerden (z. B. Malaria tertiana).
Sie sind ruhelos, unruhig, getrieben; sehr kälteempfindlich und verfroren; oftmals entkräftet mit eingefallenem Gesicht, schwach und nach der geringsten Anstrengung erschöpft.
Angst vor Krankheiten, vor dem Tod, dem Alleinsein, im Delir auch vor Räubern.
Herzklopfen, Atembeklemmung, pfeifende Einatmung, Asthma, brennende Schmerzen.
◑ *Besser:* durch Wärme (!)
Großer Durst mit Verlangen nach warmen Getränken, die nur in kleinen Schlucken getrunken werden.
Übelkeit, Erbrechen und Durchfall, z. B. bei Lebensmittelvergiftungen (v. a. durch Fisch und Fleisch), aber auch

nach Früchten, Saurem oder kalten Getränken.

Der Stuhl ist übel riechend, wässrig, dunkel, scharf, macht den Anus wund.

Die Zunge ist rot, trocken, ohne Belag und brennt.

Bei anhaltendem, trockenem, brennendem Fieber.

- ○ *Besser:* durch Wärme und warme Getränke.
- ☽ *Schlechter:* nach Mitternacht, durch Kälte und durch kaltes, nasses Wetter.

**Bewährt:** bei Brechdurchfall und Lebensmittelvergiftungen.

---

## Bach-Blüten-Notfall-(Rescue-)Tropfen

**Bewährt:** bei Schreck, Schock, Panik, Angstzuständen, Unfällen, Verletzungen, Verbrennungen, Bewusstlosigkeit.

Geben Sie 10 Tropfen Rescue-Remedy-Konzentrat auf 0,2 l Wasser und trinken Sie dieses schluckweise (oder geben Sie 3–5 Tropfen direkt auf die Zunge).

Die Salbe sanft auftragen, so oft wie nötig wiederholen.

**Info:** Streng genommen kein Homöopathikum. Es hat sich jedoch bei den genannten Indikationen so sehr bewährt, dass es in jede Haus- und Reiseapotheke gehört.

---

## Baptisia (wilder Indigo)

Bei akuten Krankheiten, die rasch auftreten und die Sie stark mitnehmen.

Dunkles, fleckiges Gesicht; Schwäche; Fieber mit Wahn und Delirium, wie betrunken, betäubt; fällt während des Redens in den Schlaf zurück.

Zerschlagen, zittrig, sehr unruhig.

Alle Absonderungen und der Atem stinken.

Dunkelrote, entzündete, blutige Schleimhäute; zitternde Zunge.

Aufgetriebener Bauch mit Durchfall.

**Bewährt:** bei Blutvergiftung, Grippe, Typhus, Malaria, fiebrigem Durchfall.

## Belladonna (Tollkirsche)

Bei akuten, plötzlich auftretenden und schmerzhaften Erkrankungen.

Bei Erkrankungen mit hohem Fieber, Blutandrang zum Kopf, rotem Gesicht, heißem, verschwitztem Kopf, aber kalten Extremitäten; es »dampft« unter der Bettdecke, Sie möchten aber nicht aufgedeckt sein; kein Durst während des Fiebers; der Puls ist schnell, hart und klopfend.

Folge von feuchtkaltem Wetter, nassen Haaren und Luftzug.

Bei Entzündungen mit Hitze, Röte und brennenden oder klopfenden Schmerzen.

Oftmals vergrößerte Pupillen und rote Augen.

Empfindlichkeit gegen Erschütterungen, Lärm und grelles Licht.

Trockener Mund, aber Abneigung gegen Wasser.

Keine Angst (wie bei Aconitum, Seite 157 f.), dafür gereizt oder fiebrige Benommenheit mit Albträumen.

Krampfartige Schmerzen in Bauch, Hals und Unterleib.

Die Beschwerden kommen und gehen plötzlich.

◑ *Besser:* in Ruhe; im aufgerichteten Sitzen; beim Rückwärtsbeugen.

◐ *Schlechter:* nachmittags und abends; durch Berührung, Erschütterung und Lärm; beim Hinlegen.

**Bewährt:** bei akuten Entzündungen, Kopf- und kolikartigen Schmerzen mit obigen Symptomen, vor allem wenn sie plötzlich kommen und gehen oder rechtsseitig auftreten; oft als Folgemittel von Aconitum, wenn es beispielsweise bei Fieber zum Schweißausbruch gekommen ist und Aconitum nicht mehr hilft.

---

## Borax (Natriumborat)

**Typ:** hat große Furcht vor Abwärtsbewegungen (Schaukel, Lift, Landeanflug).

Angst, Schwindel und Übelkeit bei Abwärtsbewegungen.

Weiße Beläge in Mund oder Vagina (Soor, Pilzbefall, Candida), Ausfluss.

Aphthen und Mundgeschwüre, die leicht bluten.

Sehr geräuschempfindlich.

↻ *Schlechter:* Wärme; Lärm; nach der Periode.

**Bewährt:** bei Soor, Aphthen, Mundgeschwüren, weißem Ausfluss.

---

## Bryonia
## (rotbeerige Zaunrübe)

**Typ:** sehr reizbar, jähzornig; will in Ruhe gelassen werden und zu Hause sein; spricht andauernd vom Geschäft und hat Angst vor finanziellen Schwierigkeiten.

Beschwerden nach heißen Tagen; vor allem wenn es davor kühl war.

Stechende, ziehende Schmerzen.

↺ *Besser:* durch absolute Ruhe.

↻ *Schlechter:* durch die kleinste Bewegung.

Gliederschmerzen bei der geringsten Bewegung; alles tut Ihnen weh. Verstauchungen und Zerrungen.

Alle Schleimhäute sind äußerst trocken, daher großer Durst auf kalte Getränke, die in seltenen, aber gierigen Zügen getrunken werden; oft mit trockenen, rissigen Lippen und bitterem, faulen Geschmack im Mund oder brauner Zunge. Starke Verstopfung mit trockenem, hartem Stuhl und aufgeblähten Bauch.

Das Essen liegt wie ein Stein im Magen (auch Nux vomica, Seite 179 f., und Pulsatilla, Seite 182 f.).

Trockenes, brennendes Fieber.

↺ *Besser:* durch Ruhe; durch festen Druck (liegt gerne auf der schmerzhaften Seite); an der frischen Luft; durch kalte Getränke.

↻ *Schlechter:* durch Bewegung, Hitze und Wärme (bei Gelenkbeschwerden kann Wärme auch lindern); durch Ärger und Aufregung; zwischen 21 und 24 Uhr.

**Bewährt:** bei Gelenkbeschwerden, Kopfschmerzen, Verdauungsbeschwerden, Fieber und trockenem Husten, eventuell mit Brustschmerzen, wenn obige Symptome vorhanden sind.

**Hinweis:** wichtigstes Mittel bei trockenem Husten.

### Calendula (Ringelblume)

Ausgezeichnetes Wundheil-mittel.
**Bewährt:** bei allen Wunden, vor allem aber bei Schürf-, Riss- und Schnittwunden; Blutungen; Entzündungen und Geschwüren.

---

### Camphora (Kampfer)

Bei Ohnmacht und Kollaps mit Kältegefühl, kaltem Schweiß und großer Schwäche.
Sie wollen trotz Kältegefühl aufgedeckt sein.
Das Gesicht ist kalt, blass, verkrampft.
Schnupfen und Grippe im Anfangsstadium mit Niesen und Frösteln (ähnlich Aconitum).
Erfrierungen.
**ⴖ** *Besser:* durch Schwitzen.
**ⴑ** *Schlechter:* durch Kälte, kalte Luft; Bewegung.
**Bewährt:** bei Ohnmacht, Kollaps und Erfrierungen.
**Hinweis:** Kampfer hebt die Wirkung der meisten homöopathischen Mittel auf. Unverdünnt oder in den niedrigen Potenzen sollte er deshalb gesondert von anderen homöopathischen Substanzen aufbewahrt werden. Bei einer Erstverschlimmerung kann er die Wirkung des eingenommenen Mittels beenden. Kampfer muss in kurzen Abständen eingenommen werden.

---

### Cantharis (Spanische Fliege)

Wichtiges Mittel bei stark brennenden Schmerzen.
**ⴑ** *Schlechter:* durch Getränke, vor allem durch Kaffee.
Blasenentzündung mit schneidenden Schmerzen vor, während und nach dem Urinieren; anhaltender Drang zum Wasserlassen; der Urin geht nur tropfenweise ab.
Der Urin brennt wie Feuer, ist rotbraun; häufig mit Blutbeimengungen.
Bei Verbrennungen und Verbrühungen, bevor sich Blasen bilden; besonders charakteristisch: wenn auch Schmerzen beim Wasserlassen auftreten.
Möglicherweise Ekel vor Essen, Trinken und Rauchen.
Bei Sonnenbrand.

Harndrang.

☊ *Besser:* durch Ruhe.

☋ *Schlechter:* durch Trinken (vor allem von Kaffee); Berührung (bereits bei Annäherung); Stehen oder Gehen.

**Bewährt:** bei Harnwegsinfekten, Verbrennungen und Verbrühungen.

**Hinweis:** wichtigstes Mittel bei Blasenentzündungen.

---

## Carbo vegetabilis (Holzkohle)

**Typ:** schwerfällig, dick, gemütlich; oft alte Menschen und chronisch Kranke; alle Symptome sind auf einen Sauerstoffmangel zurückzuführen.

Kälteempfindlichkeit mit Frösteln, aber starkem Bedürfnis nach frischer Luft, die am besten zugefächelt wird.

Träge Verdauung mit Aufblähung des ganzen Bauches (Meteorismus).

Jede Art von zu reichlichem, zu fettem Essen verursacht Übelkeit, (übel riechende) Blähungen und erleichterndes Aufstoßen.

Atembeklemmungen mit aufgeblähtem Bauch.

Krampfartige Bauchschmerzen mit massivem Blähungsabgang.

Schwindel mit Ohrenklingen.

Erste-Hilfe-Mittel bei Schwäche- und Kollapsgefühl mit blauen Lippen.

Roter Kopf nach dem Essen oder nach Alkohol.

☊ *Besser:* durch frische Luft, Aufstoßen.

☋ *Schlechter:* durch schwerverdauliche Speisen (fettes Essen, Butter, Milch, Fleisch); bei schwülwarmem Wetter; abends und nachts; durch Kälte.

**Bewährt:** bei Kollaps, Blähungen, Aufstoßen.

---

## Carduus marianus (Silberdistel)

Wichtiges Lebermittel; entgiftet und schützt die Leberzellen.

Kein Appetit, Übelkeit, Erbrechen; Zunge mit rotem Rand und seitlichen Zahneindrücken.

Gelbfärbung der Haut.

Helle, lehmfarbene Stühle und Neigung zu Verstopfung (auch abwechselnd mit Durchfall).
Niedergeschlagen und traurig.
**Bewährt:** bei Gelbsucht, Leber- und Gallebeschwerden.

---

## Causticum (Ätzkalk nach Hahnemann)

**Typ:** starker Gerechtigkeitssinn, sehr mitfühlend und sensibel, lehnt sich gegen Ungerechtigkeiten und Autoritäten auf; leidet unter Kummer und Sorgen; neigt zur Austrocknung.
Trockene Haut und Schleimhäute.
☽ *Besser:* durch Feuchtigkeit.
Rheumatische Beschwerden; Sie sind steif, wie verrenkt, müssen sich dehnen und strecken.
Zittrige, lähmende Schwäche; Sie sind dabei unruhig und müssen sich ständig bewegen.
Heiserkeit und Stimmverlust.
☾ *Schlechter:* am Morgen.
Blasenschwäche mit unfreiwilligem Harnabgang beim Lachen oder Husten.
Warzen, ätzende Wunden und schlecht heilende Verbrennungen.

Abneigung gegen Süßes, Verlangen nach Salz und Geräuchertem.
☽ *Besser:* Feuchtigkeit, Wärme; Trinken.
☾ *Schlechter:* durch trockene Kälte; trockenes, schönes Wetter.
**Bewährt:** bei Heiserkeit, Blasenschwäche, Warzen, Verbrennungen.

---

## Chelidonium (Schöllkraut)

Wichtiges Galle- und Lebermittel, entgiftet die Leber.
Übelkeit und Erbrechen.
Gelbfärbung von Haut und Augen; gelbe bis weißliche Stühle; gelb-weiß belegte Zunge mit seitlichen Zahneindrücken.
Gallenkolik; Schmerzen im rechten Bauch; Schmerzen im rechten Schulterblattwinkel und in der rechten Stirnhälfte.
Sie sind reizbar, ängstlich; ärgerlich.
☾ *Schlechter:* durch Berührung; Kälte und kaltes Wetter; morgens.
☽ *Besser:* warme Getränke; Essen.

## China (Chinarinde)

**Typ:** durch Krankheit oder Flüssigkeitsverlust (etwa Durchfall, Blutungen, Eiterungen, Stillen, Schwitzen, Erbrechen) stark geschwächt, nervös und überempfindlich gegen Schmerzen und alle Sinneseindrücke (Berührung, Gerüche, Lärm, grelle Lichter).

Neigung zu Schweißausbrüchen, Sehstörungen, Ohrensausen, Schwindel und Erbrechen.

Starke Blähungen des ganzen Bauches; häufiges Aufstoßen, das aber keine Erleichterung bringt.

Durchfall mit gelben, unverdauten Stühlen, häufig nach Obstgenuss.

Heißhunger mit starkem Verlangen nach Süßem oder Appetitlosigkeit.

Schlaf, Ruhe und Essen bessern die Beschwerden nicht.

☊ *Besser:* durch festen Druck.

☋ *Schlechter:* in regelmäßigen Abständen durch Zugluft, Kälte; Berührung oder Sinneseindrücke.

**Bewährt:** bei Blähungen, Durchfall, Schwäche nach Flüssigkeitsverlust.

## Cocculus (Kockelskörner)

Folgen von Schlafmangel, Schichtarbeit, Überanstrengung, Sorgen und Trauer, gestörtem Biorhythmus.

Schwindel mit Übelkeit und Erbrechen sowie schwankender Gang mit Schwäche und Schwindel.

Äußerst geräuschempfindlich.

Muskelschwäche, Muskelzittern, nervöse Erschöpfung.

☊ *Besser:* in der Ruhe; im ruhigen Sitzen und Liegen.

☋ *Schlechter:* beim Aufrichten; beim Fahren (Auto, Bahn, Boot); bei jeder Bewegung.

**Bewährt:** bei Schwindel, Reisekrankheit, Schlafmangel, Jetlag.

---

## Coffea (Kaffee)

**Typ:** sehr nervös, ruhelos und schmerzempfindlich.

Folge von plötzlichen Emotionen, etwa Schock durch Überraschung und freudige Nachrichten.

Schlaflosigkeit durch Nervosität; Sie sind voller Ideen, können nicht abschalten.

Nervöses Herzklopfen, vor allem durch Überraschung, übermäßige Freude oder Kaffee.

Folgen von Kaffeegenuss (auch: Nux vomica, Seite 179 f.)

◑ *Besser:* durch Wärme und beim Hinlegen.

◒ *Schlechter:* durch Kaffee; strenge Gerüche; Aufputschmittel; Kälte; nachts; starke Gefühlsregungen.

---

## Colchicum (Herbstzeitlose)

Starke Geruchsempfindlichkeit gegen Küchen- und Speisegerüche.

Beschwerden durch Kälte und Nässe (Herbstmittel).

Magenschmerzen, Erbrechen und Durchfall mit krampfartigen Beschwerden und Blähungen.

Übelkeit schon beim Denken an Essen; Ekel speziell vor fettem Fleisch, Fisch und Eiern.

Schwäche, Kälte und Kollapsneigung.

Gelenkschmerzen und Schwellungen.

◑ *Besser:* bei Ruhe und Wärme.

◒ *Schlechter:* durch Kälte, Feuchtigkeit; Aufregung, jegliche Anstrengung.

**Bewährt:** bei Übelkeit, (Schwangerschafts-)Erbrechen, (Herbst-)Durchfällen; Wetterfühligkeit, Gelenkbeschwerden.

---

## Colocynthis (Bittergurke)

**Typ:** sehr gereizt, ärgerlich und ungeduldig, gerät über jede Kleinigkeit in Wut.

Folge von Ärger, Wut, Zorn und Aufregung.

Krämpfe und kolikartige Schmerzen, die zum Zusammenkrümmen zwingen.

Schmerzen kommen anfallweise und in regelmäßigen Abständen.

Stechende, scharfe Nervenschmerzen; bei Ischiasbeschwerden müssen Sie das Bein anziehen.

◑ *Besser:* durch Wärme; festen Druck (Faust in den Bauch: Babys wollen auf dem Bauch liegen); Ruhe; Zusammenkrümmen; Kaffee.

◒ *Schlechter:* bei Bewegung; durch Ärger, Essen, Trinken.

**Bewährt:** bei Bauchschmerzen, schmerzhafter Periode, Gesichtsneuralgie, Ischias.

**Hinweis:** wichtiges Mittel bei krampfartigen Bauchschmerzen.

---

## Crotalus
## (Klapperschlange)

Bösartiger Infekt mit Blutungen aus allen Körperöffnungen mit dünnem, dunklem Blut; das Blut gerinnt nicht.

Kräfteverfall, Schwäche, Zittern.

Gelbliche Haut mit blauen Flecken.

Durchfall und Erbrochenes sind schwarz.

Hämorrhagisches Fieber mit (Haut-)Blutungen, kaltem oder blutigem Schweiß.

☋ *Schlechter:* durch Kleiderdruck; rechts; nach dem Schlaf.

**Bewährt:** bei hämorrhagischem Fieber, Gelbfieber, Cholera, Blutvergiftung, Gangrän.

## Cuprum metallicum
## (metallisches Kupfer)

Krämpfe in den Fingern, Fußsohlen oder Zehen (beginnend).

Krampfartiger Husten, Asthma sowie Atemnot mit Blässe, blauen Lippen und Zusammenschnüren der Brust, eventuell auch mit Erbrechen.

☊ *Besser:* durch Trinken von kaltem Wasser.

Fieberkrampf.

Herzkrämpfe und Herzklopfen.

Metallischer Mundgeschmack und vermehrte Speichelbildung.

Übelkeit, Erbrechen und Durchfall mit krampfartigen Magen- und Bauchschmerzen.

☊ *Besser:* durch Trinken von kaltem Wasser.

☋ *Schlechter:* nach dem Erbrechen.

**Hinweis:** wichtiges Krampfmittel in der Homöopathie.

## Eupatorium perfoliatum (Wasserhanf)

Wichtiges Grippemittel.
Starke Schmerzen in Gliedern, Knochen, Muskeln und in der Brust.
Zerschlagenheitsgefühl »wie geprügelt«.
Folgen von feuchter Kälte und Wind.
Schmerzhafter Brustkorb, Sie müssen sich beim Husten die Brust halten.
Übelkeit und galliges Erbrechen.
Bei starken klopfenden Kopfschmerzen.
Sehr druckschmerzhafte Augäpfel (auch: Bryonia, Seite 163).
Das Fieber ist häufig am Morgen erhöht; davor Schüttelfrost mit großem Durst; Schwitzen bringt Erleichterung.
**Bewährt:** bei (tropischer) Grippe mit starken Knochenschmerzen.

---

## Euphrasia (Augentrost)

Bei Augenaffektionen eines der ersten und wichtigsten Mittel.

Anfangs meist trockenes Sandgefühl im Auge, dem heftiger Tränenfluss folgt.
Die Augen tränen unaufhörlich, die Tränen sind scharf und wundmachend.
Die Schmerzen sind brennend oder drückend.
Gefühl, als wäre Sand in den Augen; andauerndes Blinzeln.
Sehr lichtempfindlich, vor allem gegen Kunstlicht und am Abend.
Später auch eitriges Sekret, das die Augenlider brennen und anschwellen lässt.
Milder Fließschnupfen und scharfe, wundmachende Tränen (umgekehrt bei Allium cepa, der Zwiebel, einem wichtigen Mittel bei Schnupfen, Seite 158).
Husten: besser im Liegen und schlechter im Stehen.
**⋂** *Besser:* im Freien.
**⋃** *Schlechter:* abends; im Warmen, im Haus; durch grelles Licht.
**Bewährt:** bei Bindehautentzündung, grippalem Infekt und Heuschnupfen.

## Ferrum phosphoricum (phosphorsaures Eisen)

**Typ:** nervös, empfindlich, zur Blutarmut (Anämie) neigend; errötet leicht.

Bei allen entzündlichen Erkrankungen im ersten Stadium (Kennzeichen: Hitze, Röte, Schwellung und Schmerz).

Bei allen Infekten mit mittlerem bis hohem Fieber und weichem, beim Pulsfühlen leicht unterdrückbaren, schnellen Pulsschlag.

Typisch: Das Allgemeinbefinden ist wenig beeinträchtigt.

Blutungen: vor allem Nasenbluten mit hellrotem Blut.

Ohrenschmerzen (nahezu spezifisch im ersten Stadium von Mittelohrentzündung und Tubenkatarrh).

Beginnender, trockener Husten; eventuell mit hellrotem Blut im Auswurf.

🜨 *Besser:* durch kalte Auflagen; Ruhe.

🜨 *Schlechter:* nachts; durch Berührung; Wärme.

**Bewährt:** bei Entzündungen und Infekten ohne deutliche Symptome; bei langsam ansteigendem Fieber.

## Gelsemium (falscher Jasmin)

Eines der wichtigsten Mittel bei Grippe.

Folgen von Schreck, Angst, Schock, seelischer Erregung (vor allem durch schlechte Nachrichten) oder Stress; Sie sind vor Angst schwach, wie gelähmt und wissen nicht mehr, was Sie sagen wollten.

Durchfall, vor allem kurz vor oder bei einem Examen mit lähmender Schwäche (mit hektischer Angst: Argentum nitricum, Seite 159).

Sie fühlen sich apathisch, benommen, schlapp und energielos, können aber nicht schlafen.

Zittrige Schwäche von Händen und Füßen.

Gefühl, das Herz bleibe stehen; Sie müssen sich bewegen.

Die Zunge ist zittrig und gelb belegt.

Fehlender Durst (auffälliges Merkmal bei Fieber).

Frostschauer, die über den Rücken laufen.

Große Schläfrigkeit und Erschöpfung, Sie können »die Augenlider kaum noch offen halten«.

Dunkles, rotes, etwas gedunsenes Gesicht.
Kopfschmerzen und Migräne mit Sehen von Doppelbildern.
- *Besser:* durch Urinieren.

Nacken- und Kopfschmerzen.
Schwindel mit Nackenschmerzen.
Wunde Halsschmerzen, die eventuell zum Ohr ausstrahlen; oft auch Kloßgefühl im Hals.
Fließschnupfen bei einem grippalen Infekt.
- *Besser:* frische Luft; nach Urinieren.
- *Schlechter:* durch Aufregung, Schreck, Schock; Hitze, warme Räume und Sonne; vor Gewitter; durch Rauchen.

**Bewährt:** bei Grippe (vor allem Sommergrippe), Nackenschmerzen, migräneartigen Kopfschmerzen, bei oder nach seelischer Aufregung (Erwartungsangst, Lampenfieber ...).

## Glonoinum (Nitroglycerin)

Plötzlich auftretende Beschwerden wie Kopfschmerzen und Herzklopfen.
Pulsieren im ganzen Körper, vor allen im Kopf.
Blutandrang zum Kopf; roter, gestauter Kopf.
Hitzewallungen.
Sie sind verwirrt, wissen nicht mehr, wo sie sind, fühlen sich matt.
- *Besser:* Kühle, kalte Anwendungen.
- *Schlechter:* Sonne, Hitze, Wärme; Erschütterung, Schütteln und Beugen des Kopfes; Alkohol.

**Bewährt:** bei Sonnenstich, Hitzewallungen, Kopfschmerzen, Migräne, Bluthochdruck, Angina pectoris und Schlaganfall.

---

## Hepar sulfuris (Kalkschwefelleber)

**Typ:** hellhäutig, träge, mit ungesunder Haut; oftmals sehr gereizt; spricht hastig.
Extreme Zugluft- und Kälteempfindlichkeit: Schon das

Entblößen von Händen oder Füßen (z. B. im Bett) verschlechtert alle Symptome, vor allem bei Fieber.

Große Berührungsempfindlichkeit der Haut und der erkrankten Stellen – selbst die Kleidung schmerzt.

Entzündete Stellen sind extrem schmerzempfindlich (Geschwüre, Furunkel, Abszesse, Akne).

Splitterartige Schmerzen (z. B. bei Halsschmerzen).

Große Neigung zu Eiterungen.

Körperabsonderungen (Stuhl, Schweiß, Sekret) sind klebrig und riechen säuerlich oder nach altem Käse.

Rasselnder Husten mit heiserer bis tonloser Stimme durch kalten Wind.

Sie sind meist sehr reizbar und reagieren jähzornig auf Kleinigkeiten.

𝇋 *Besser:* durch warmes Einhüllen, (feuchte) Wärme (wie Dampfbäder).

𝇈 *Schlechter:* trockene, kalte Winde, kalte Luft, der leiseste Luftzug; bei Berührung und beim Entblößen.

**Bewährt:** bei Nasennebenhöhlenentzündung, Husten, Ohren- und Halsschmerzen, Abszessen, Geschwüren, Hauterkrankungen und Eiterungen.

**Hinweis:** Bei beginnenden Eiterungen kann mit hohen Potenzen (C30, C200 und höher) und mit häufigen Gaben (2-bis 3-mal täglich) die Eiterung oftmals noch gestoppt werden; tiefere Potenzen fördern die Eiterung!

---

## Hyoscyamos (Bilsenkraut)

**Typ:** sehr eifersüchtig, flucht viel, redet oftmals obszön und schamlos daher; sehr misstrauisch, glaubt, vergiftet zu werden, neigt zu schamlosem Verhalten (etwa sich zu entblößen).

Folgen von Eifersucht, unglücklicher Liebe, Kummer, fiebrigen Krankheiten.

Singt, tanzt und gestikuliert wild mit den Händen.

Muskelkrämpfe, Zuckungen und Zittern. Krampfartiger, nächtlicher, trockener Husten.

𝇈 *Schlechter:* durch Essen, Trinken; Sprechen.

Bewegt dauernd die Finger, zupft an etwas (wie Bettdecke oder Finger).

Die Zunge ist dunkel und steif, kann kaum herausgestreckt werden; antwortet im Delir auf Fragen und fällt dann zurück in Stupor.

Angst vor fließendem Wasser. Unfreiwilliger Stuhl- und Harnabgang.

Schreckt mit einem Schrei aus dem Schlaf.

Halluzinationen, Delirium und Epilepsie.

**Bewährt:** bei trockenem Kitzelhusten.

---

## Hypericum (Johanniskraut)

Wichtigstes Mittel bei allen Nervenverletzungen.

Stauchung und Prellung der Wirbelsäule; vor allem des Steißbeins.

Geprellte Finger und Zehen. Phantomschmerzen.

Die entlang der Nerven auftretenden Schmerzen sind schießend, ziehend oder schneidend. Depressive Verstimmungen.

**☉** *Schlechter:* durch Kälte, Feuchtigkeit; Berührung.

**Bewährt:** als Tinktur zur raschen Abheilung beispielsweise von Wunden, Pickeln, Mundgeschwüren.

---

## Ipecacuanha (Brechwurzel)

Anhaltende Übelkeit, die durch nichts besser wird; selbst Erbrechen erleichtert nicht, es verschlechtert sogar.

Die Zunge ist meist rein, der Mund feucht, es bestehen starke Speichelbildung und kaum Durst; der Mundgeschmack ist bitter.

Ausgeprägte Blässe und Schwäche.

Husten mit Übelkeit und Erbrechen.

Husten, der mit jedem Atemzug heftiger wird; eventuell mit Erstickungsgefühl.

Husten mit Engegefühl in der Brust und Atemnot; das hustende Kind kann im Gesicht blau anlaufen und steif werden – **Arzt!**

Husten mit Nasenbluten (auch: Ferrum phosphoricum, Seite 171).

Husten mit Heiserkeit bis Stimmverlust.

Anfangs trockener Husten,

später mit Schleimrasseln – der Schleim lässt sich schwer abhusten.
Hellrote Blutungen aus Nase, Magen, Lunge und Gebärmutter.
- *Schlechter:* nachts; im Liegen; beim Einatmen.

**Bewährt:** bei Übelkeit, Erbrechen, Husten, Blutungen.

---

## Kalium bichromicum (Kaliumbichromat)

Zähe, fadenziehende und gelbliche Absonderungen der Schleimhäute (Nase, Bronchien, Mund ...).
Die Zunge ist meist dick gelb belegt.
Schnupfen mit grünlich-gelbem fadenziehendem, eventuell übel riechendem Sekret und wunden, entzündeten Nasenlöchern.
Nase und Nebenhöhlen fühlen sich verstopft an; Sie können nicht durch die Nase atmen.
Geruchsverlust.
Kopfschmerzen bei oder nach einer Nasennebenhöhlenentzündung und nach einem unterdrückten Schnupfen; meist nur an kleinen Stellen über den Augen, an der Nasenwurzel oder den Wangenknochen.
Migräne, meist nur über einem Auge; vor den Kopfschmerzen meist Sehstörungen wie verschwommenes Sehen, aber auch vorübergehende Blindheit.
Metallisch klingender, hackender Husten mit gelben Klumpen oder gelbem, fadenziehendem Auswurf.
Übelkeit und Erbrechen nach Alkohol, vor allem nach Bier.
- *Besser:* durch Wärme, (warmes Kopfdampfbad oder Inhalation)
- *Schlechter:* durch Bier; morgens und bei heißer, trockener Luft.

**Bewährt:** bei Nasennebenhöhlenentzündungen, Kopfschmerzen und Migräne.

---

## Lachesis (Buschmeisterschlange)

**Typ:** großer Rededrang, spricht sehr schnell, springt von einem Thema zum anderen, ist misstrauisch, eifersüchtig, neidisch oder gereizt; fühlt sich schnell unter Druck; oftmals lösen diese Emotionen ebenso wie Kummer oder Ärger Beschwerden aus.

Beschwerden treten oft linksseitig auf.

Überempfindlich gegen Berührung; Beengung am Hals oder Bauch wird nicht vertragen; Kloßgefühl im Hals.

Hitzewallungen mit dunkelrotem Gesicht; Sonne und Wärme werden nicht vertragen.

Dunkel- bis blaurote Entzündungen (etwa von Hals, Mandeln, Venen), Geschwüre oder Abszesse, die äußerst berührungs- und hitzeempfindlich sind.

Herz-/Kreislaufbeschwerden mit Angst. Bluthochdruck, aber auch Kreislaufschwäche mit Neigung zu Ohnmacht und unregelmäßigem Puls.

Häufiges Aufwachen mit Beschwerden (etwa Herzbeschwerden, Kopfschmerzen, Hitzewallungen).

◐ *Besser:* Einsetzen von Absonderungen (Eiter, Blutung, Periode); kalte Anwendungen (bei Entzündungen).

◖ *Schlechter:* nach dem Schlaf; durch Hitze, Sonne, Wetterwechsel von kalt nach warm; unterdrückte Ausscheidungen; vor der Periode; Beengung am Hals.

**Bewährt:** bei Entzündungen aller Art; Herz-/Kreislaufbeschwerden.

---

## Ledum (Sumpfporst)

Wichtiges Mittel bei allen Stichwunden (durch Glas, Splitter, Dornen, Nägel etc.), Bisswunden (Hunde, Zecken usw.) und Insektenstichen (Mücken, Bienen, Wespen etc.) sowie beim »blauen« Auge.

Kalte Auflagen und Anwendungen lindern, obwohl die verletzte oder schmerzhafte Stelle sich kalt anfühlt.

**Bewährt:** bei allen Stich- und Bisswunden; Bluterguss am Auge.

## Magnesium phosphoricum (phosphorsaures Magnesia)

**Typ:** erschöpft, müde, mager und alt aussehend; wichtiges Mittel bei Krämpfen und Nervenschmerzen.

Bauchkrämpfe und starke Blähungen (Blähungskoliken); Blähungsabgang lindert nicht (im Gegensatz zu Colocynthis, Seite 168f.).

Krampfartige Menstruationsbeschwerden.

Anfallsweise bohrende oder schießende neuralgische Schmerzen im Verlauf der Nerven.

Waden- und Schreibkrämpfe.

- ♠ *Besser:* durch Wärme und warme Auflagen (Wärmflasche), Zusammenkrümmen, Druck, Reiben und Massagen.
- ♦ *Schlechter:* nachts; durch Kälte und Luftzug.

**Hinweis:** Ein richtiger Magnesium-Mangel (oftmals nächtliche Waden- oder Zehenkrämpfe, vor allem nach körperlicher Anstrengung) kann nicht mit homöopathischen Mitteln behoben werden.

## Mercurius corrosivus (Quecksilberchlorid)

Bei scharfen, wundmachenden, blutigen Absonderungen (Durchfällen).

Krampfartige Schmerzen bei und nach dem Stuhlgang oder Wasserlassen.

**Bewährt:** bei Blasenentzündung und Durchfall.

---

## Mercurius solubilis (Quecksilber)

**Typ:** überempfindlich, unruhig, ständig in Eile; reagiert impulsiv und schnell aufbrausend; später dann äußerst verschlossen, kontaktscheu und misstrauisch.

Starke Speichelbildung, vor allem nachts.

Übler Mundgeruch und bitterer, metallischer Mundgeschmack.

Die geschwollene Zunge ist schlaff, feucht und meist dick gelblich belegt mit Zahneindrücken am Zungenrand.

Starker Durst auf eher Kaltes, obwohl der Mund feucht ist; appetitlos.

Geschwüre und Aphthen auf der Zunge oder in Mund und Rachen.

Neigung zu schlecht heilenden, eitrigen, schmierigen und stinkenden Geschwüren.

Bevorzugt nachts auftretende Zahnwurzelschmerzen.

Zittern der Hände.

Grünliche, schleimige und blutgestreifte Absonderungen (aus Ohr, Rachen, Nase und Darm).

Die Haut ist meist ölig-feucht mit Neigung zu übel riechenden und schwächenden Schweißausbrüchen.

Fieber mit Frösteln; schwitzt beim Zugedecktsein; deckt sich daher ständig auf und zu.

U *Schlechter:* durch Schwitzen; nachts; im warmen Bett oder Raum; weder Wärme noch Kälte werden vertragen.

**Bewährt:** bei Mundgeschwüren, Zahnwurzelschmerzen, Eiterungen und immer wiederkehrenden eitrigen (Ohr- oder Mandel-)Entzündungen. Folgt gut auf Belladonna.

## Natrium muriaticum (Kochsalz)

**Typ:** leidet schon lange unter einem Kummer, aufgrund dessen körperliche Beschwerden auftreten; oftmals sehr sensibel, introvertiert, mitfühlend; hilft gerne anderen. Verträgt keine trockene Hitze, Sonne und das Meer.

Folgen von Kummer, Trauer und Enttäuschungen mit Abneigung gegen Mitleid und Fürsorge.

Depressive Verstimmung; Sie ziehen sich zurück und sind verschlossen, grübeln über Vergangenes.

Verlangen nach Salzigem mit Abneigung gegen Fett und Brot.

Sie sind ständig hungrig; trinken oft und viel.

Lang anhaltendes Fieber mit morgendlichen Fieberspitzen. Schüttelfrost in Fingern und Zehen.

Fließschnupfen mit tropfender Nase und heftigen Niesanfällen.

Erkältung mit Schnupfen, rissigen Mundwinkeln und Fieberbläschen.

Sie fühlen sich morgens im Bett erschöpft und schwach.

Berstende Kopfschmerzen mit Sehstörungen (Blitze oder Zick-Zack-Linien) v. a. tagsüber.

Unregelmäßige Periode mit Schmerzen; oft verbunden mit Rückenschmerzen.

Hautausschläge; vor allem am Haaransatz und in den Gelenkbeugen; bei fettigem Haar und fettiger Haut; bewährt bei Sonnenallergie.

- ◑ *Besser:* an der frischen Luft; durch Waschungen mit kaltem Wasser.
- ◐ *Schlechter:* morgens und mittags; durch Geräusche; Licht, Sonne und Hitze; am Meer; durch Stress.

---

## Nux vomica (Brechnuss)

**Typ:** gestresst, meist dünn, aktiv und nervös mit vorwiegend sitzender Lebensweise und beruflicher Überlastung; neigt zum Missbrauch von Nikotin und Kaffee, liebt reichliche, schwere Mahlzeiten und Alkohol; die Folge sind Magen- und Kopfschmerzen mit Neigung, zu viele Tabletten einzunehmen.

Wichtiges Mittel bei Beschwerden nach zu reichlichem oder zu schwerem Essen oder Durcheinanderessen, nach verdorbener Nahrung, zu viel Alkohol, Kaffee oder Nikotin; nach Missbrauch von Arzneimitteln, Drogen oder anderen Stimulanzien.

Übelkeit und Würgen, ohne richtig erbrechen zu können.

Ein bis drei Stunden nach dem Essen Magenbeschwerden mit Sodbrennen und Aufstoßen; Gefühl, als läge ein Stein im Magen.

Krampfartige Verstopfung (aber auch Durchfall) mit vergeblichem Stuhldrang.

Katerartige Kopfschmerzen.

- ◐ *Schlechter:* morgens.

Nervöses bis aggressives cholerisches Verhalten.

Sie frieren ständig und erkälten sich leicht durch Kälte und Luftzug.

Schlafstörungen.

Bei Fieber können Sie sich nicht aufdecken, so kalt ist Ihnen; das Gesicht ist rot, bei Schüttelfrost blass.

Überempfindlichkeit aller Sinnesorgane.

- ◑ *Besser:* abends; in der Ruhe; durch Wärme und warme

Anwendungen; nach Erbrechen oder Stuhlgang.

**☹ Schlechter:** morgens; nach geistiger Anstrengung; durch Alkohol, Kaffee, Nikotin; Ärger, Zorn, Aufregung, Geräusche, grelles Licht; Kälte und Luftzug.

**Bewährt:** bei Beschwerden durch verdorbene oder zu schwere Nahrung, Kaffee, Alkohol, Tabak oder Medikamentenmissbrauch und bei Erkältungen.

---

## Okoubaka (Okoubaka)

**Bewährt:** bei Verdauungsstörungen mit Durchfall, Schmerzen, Übelkeit und Erbrechen durch verdorbene Nahrung sowie nach oder bei Infekten aller Art; auch als Prophylaxe bei (Tropen-)Reisen, wenn Nahrung oder Klima schlecht vertragen werden (hier die halbe Normaldosierung); ferner als Entgiftungsmittel nach Antibiotika; stimuliert Leber und Pankreas.

## Opium (Schlafmohn)

Folgen von Schreck, Aufregung, Schock oder Operation.
Betäubung; schläft wie bewusstlos mit schnarchender Atmung und rotem Gesicht und ist reaktionslos.
Die Haut ist heiß und feucht; Sie schwitzen am ganzen Körper und decken sich auf.
(Chronische) Verstopfung ohne Drang; der Darm ist wie gelähmt; der Stuhl ist hart, klein und trocken (»Hasenboller«).

**Bewährt:** bei Verstopfung ohne Stuhldrang, Bewusstlosigkeit.

---

## Petroleum (Steinöl)

Übelkeit, Erbrechen und Schwindel durch Bewegung (Auto, Bahn, Schiff).
Wunde Mundwinkel.
Nächtlicher Heißhunger.

**☺ Besser:** durch Essen.

**Bewährt:** bei Reiseübelkeit.

## Phosphorus (gelber Phosphor)

**Typ:** sympathisch, offen, kontaktfreudig, herzlich und hilfsbereit; zeigt gerne seine Gefühle; ist oft groß und schlank gebaut mit feinem, hellem bis rötlichem Haar und grazilem Äußeren.

Sie bekommen schnell blaue Flecken und bluten leicht (helle Blutungen).

Stark brennende Schmerzen bei Reizungen und Entzündungen (auch: Arsenicum album, Seite 160f.).

Raue Stimme bis Stimmlosigkeit und Schmerzen beim Reden (Kehlkopfentzündung).

Harter, trockener Husten (mit blutgestreiftem Auswurf); bei beginnender Lungenentzündung (hohes Fieber, Brustschmerzen, flache Atmung).

- *Schlechter:* durch Reden; kalte Luft; beim Übergang vom Kalten ins Warme.

Erbrechen, sobald Essen und Trinken im Magen warm geworden sind.

Sodbrennen.

Angst vor dem Alleinsein, vor der Dunkelheit, Gewittern und Geistern.

Sie sind schnell erschöpft, erholen sich aber auch leicht (z. B. nach kurzem Schlaf).

Großer Durst auf Kaltes.

- *Besser:* an der frischen Luft; durch kaltes Essen und Trinken; nach dem Schlaf; nach dem Essen.
- *Schlechter:* nach warmem Essen oder Trinken; abends; bei Gewitter; durch Elektrosmog, Wasseradern; beim Liegen auf der linken Seite.

**Bewährt:** bei Husten, Heiserkeit, Kehlkopfentzündung, Sodbrennen und Erbrechen und bei Hepatitis.

---

## Phytolacca (Kermesbeere)

Halsschmerzen mit dunkelrotem Rachen.

Die Schmerzen strahlen beim Schlucken bis zum Ohr aus.

- *Schlechter:* durch heiße Getränke.

Die Lymphknoten am Hals sind geschwollen und schmerzhaft.

Die Zunge ist schleimig-gelb belegt mit roter Spitze.

Beschwerden, die auf eine Mandelentzündung folgen (z. B. Gelenkschmerzen).

Brustentzündung bei stillenden Müttern; beim Saugen strahlen die Schmerzen in den ganzen Körper aus; Knoten in der Brust.

Sie fühlen sich müde, kaputt und zerschlagen; sind dabei aber ruhelos.

○ *Besser:* durch Wärme und Ruhe.

U *Schlechter:* nachts; durch nasskaltes Wetter; Bewegung.

**Bewährt:** bei Halsschmerzen (Mandelentzündung, Seitenstrang-Angina), Brustentzündung, Rheuma.

---

## Podophyllum (Maiapfel)

**Bewährt:** bei (Sommer-)Durchfall, der nur so herausspritzt; Explosionen von schmerzlosen, aber stinkenden, gelbgrünen, wässrig-schleimigen, unverdauten Stühlen mit Rumpeln und Kollern im Bauch; Sie sind erschöpft und schwach nach dem Durchfall.

Krampfartige Bauchschmerzen; Sie müssen sich zusammenkrümmen oder auf dem Bauch liegen.

○ *Besser:* durch eine Wärmflasche.

U *Schlechter:* in der Früh; bei heißem Wetter; während der Zahnung.

---

## Pulsatilla (Küchenschelle)

**Typ:** meist sanft, nachgiebig und unentschlossen; oft blauäugig und blond; v.a. wenn erkrankt, widersprüchlich, launisch und weinerlich, kann schlecht alleine sein und sucht nach Gesellschaft, Sympathie und Trost; verträgt fettes Essen und Alleinsein schlecht. Bewährtes Frauenmittel.

Sie verlangen nach frischer Luft, obwohl Ihnen leicht kalt ist und Sie leicht frösteln.

Trotz trockenen Mundes kein Durst (!).

Schleimhautabsonderungen (aus Nase, Ohr, Bronchien...) sind dick, grüngelb und mild.

Beschwerden, nachdem Sie nass oder feucht geworden sind.

Verdauungsbeschwerden; vor allem nach zu fettem, schwerem Essen und Eis(creme).

Wandernde und wechselhafte

Beschwerden (mal hier, mal dort, mal körperlich, mal psychisch).

Fieber ohne Durst mit Kälte in einzelnen Körperteilen; Schüttelfrost in Armen und Beinen; auch in einem warmen Raum frieren Sie bei Fieber; das Gesicht ist dabei blass oder einseitig rot.

- ☊ *Besser:* bei leichter Bewegung; an der frischen Luft; durch kalte Auflagen.
- ☋ *Schlechter:* durch Hitze, Wärme und in der Ruhe; nach fettem, schwerem Essen und Eis.

**Bewährt:** bei Verdauungsstörungen; allen Störungen des Hormonsystems; bei allen Erkrankungen nach Durchnässen wie Blasenbeschwerden, Schnupfen, Husten oder rheumatische Beschwerden.

---

## Rhus toxicodendron (Giftsumach)

Wichtiges Mittel bei Beschwerden des Bewegungsapparates. Folgen von Zerrungen, Verrenkungen und Überanstrengung. Gelenkschmerzen mit Steifheit. Charakteristisch ist die anfängliche Verschlimmerung bei Bewegung, die sich aber bei fortlaufender, leichter Bewegung bessert; daher körperlich oft unruhig.

Beschwerden durch Nebel, Feuchtigkeit, Kälte und Zug, vor allem nach Schwitzen.

(Grippale) Infekte mit Gliederschmerzen und (anhaltend hohem) Fieber ohne Schweiß; oder Sie frieren sehr stark mit dem Gefühl von Eis in den Adern.

Juckende Hautausschläge mit Bläschenbildung.

Große innere und äußerliche Unruhe; Sie müssen sich ständig bewegen.

Eventuell großer Durst mit Verlangen nach Milch.

Die Zunge ist trocken, rissig, dunkelbraun belegt, die Zungenspitze rot.

- ☊ *Besser:* bei warmem Wetter, durch Wärme, warme Auflagen und Massagen; durch fortlaufende leichte Bewegung.
- ☋ *Schlechter:* durch Nässe, Kälte und Luftzug; in der Ruhe; nachts im Bett; im Sitzen; beim Liegen auf der

schmerzhaften Seite; bei anfänglicher Bewegung.

**Bewährt:** bei Verrenkungen, Zerrungen, Überdehnungen, Hexenschuss und Ischias; bei Rheuma und fieberhaften Infekten.

---

## Staphisagria (Stephanskörner)

Blasenreizung nach Sex.
Karies: Die Zähne werden schwarz.
Vorbeugend gegen Mückenstiche.
**Bewährt:** bei Karies, Blasenreizung.

---

## Sulfur (Schwefelblüte)

**Typ:** mit unreiner, trockener Haut, sprödem Haar, ungepflegtem Äußeren und geringem Waschbedürfnis. Trotz normalerweise gutem Appetit mager und schwächlich; längeres Stehen ist unerträglich; sehr kreativ; steckt oft voller Ideen und ist dann tatkräftig und geschäftig, kann aber plötzlich Abneigung gegen alles entwickeln, wird faul und melancholisch; oft selbstsüchtig, reizbar, aber auch depressiv, »der Philosoph in Lumpen«.

Juckende, heiße und/oder brennende Haut mit und ohne Ausschlag.

Trockene, schuppige, brennende und juckende Hautausschläge.

**☉ Schlechter:** durch Kratzen; Waschen oder Baden und Bettwärme.

Hautjucken; Kratzen ist anfangs angenehm; danach brennende Haut, die oftmals bis zum Bluten gekratzt wird.

Alle Körperöffnungen sind rot (Mund, Nase, After...).

Sie strecken die heißen Füße nachts unter der Bettdecke hervor oder decken sich ganz auf.

Sie fühlen sich am Vormittag gegen 11 Uhr plötzlich schwach und müssen unbedingt etwas essen.

Alle Körperausscheidungen (Atem, Schweiß, Stuhl) haben einen unangenehmen Geruch (z.B. heiße Schweißfüße).

Katzenartiger Schlaf: Sie wachen häufig auf; werden durch

das geringste Geräusch geweckt und sind schlaflos zwischen 2 und 5 Uhr morgens.
Durchfall treibt Sie morgens aus dem Bett oder Sie haben Verstopfung mit großem, schmerzhaftem Stuhl.
Verlangen nach Süßem und Unverträglichkeit von Milch.

◐ *Besser:* an der frischen Luft.

☉ *Schlechter:* durch Wärme, vor allem Bettwärme; langes Stehen; am Vormittag und abends; durch Baden und Waschen.

**Bewährt:** bei Hautausschlägen, Akne; Hämorrhoiden; Durchfall, Verstopfung und Schlafstörungen. Besonders bewährt bei unterdrückten oder verschleppten Krankheiten beziehungsweise wenn sorgfältig gewählte Mittel nicht helfen.

**Warnung:** Sulfur kann als Erstreaktion auch Hautausschläge hervorrufen, beziehungsweise verschlechtern! Siehe Erstverschlimmerung, Seite 17.

## Symphytum (Beinwell)

Unterstützt die Heilung von Knochenbrüchen und lindert die Schmerzen (im Wechsel mit Arnica).
Verletzung der Sehnen, Bänder und der Knochenhaut; beim Umknicken eines Knöchels.
Prellungen und Verletzungen des äußeren Auges.
Gesichtsverletzungen.

**Bewährt:** bei Brüchen, umgeknickten Knöcheln und beim »blauen« Auge.

---

## Tabacum (Tabakpflanze)

Übelkeit mit Erbrechen: Sie fühlen sich sterbenselend; Schwindel, große Schwäche.
Kreislaufbeschwerden mit Neigung zu Ohnmacht; Kältegefühl; kalter Schweiß bricht aus; Sie wollen dennoch aufgedeckt sein, sind blass bis grünlich im Gesicht.
Krampfartige Herzbeschwerden.
Ohrensausen.

◐ *Besser:* nach dem Erbrechen; durch Aufdecken und

durch frische Luft.

**☻** *Schlechter:* durch Tabak; Bewegung (aktive und passive); in der Kälte, aber auch in warmen Räumen.

**Bewährt:** bei (Reise-)Übelkeit, Erbrechen; Schwindel; Herz- und Kreislaufbeschwerden, Angina pectoris; Unterzucker (z. B. bei Diabetikern).

**Hinweis:** Die Beschwerden erinnern an die erste Zigarette (Nikotinvergiftung).

---

## Urtica urens (Brennnessel)

Nesselsucht: erhabene Hautausschläge mit wässrigen Bläschen und rotem Rand; stechende, brennende, juckende Beschwerden; Sie müssen andauernd die Stelle reiben.

Leichte Verbrennungen.

Insektenstiche.

**☻** *Schlechter:* durch Feuchtigkeit; Schwitzen; Kälte.

**Bewährt:** bei Nesselsucht nach Genuss bestimmter Lebensmittel (wie Muscheln, Fisch), Verbrennungen.

## Veratrum album (weißer Nieswurz)

Kreislaufschwäche und Kollaps mit kalter, wächserner Haut, blauen Lippen, eingefallenem Gesicht, kalter Nasenspitze und kaltem Schweiß.

Trotz innerer Kälte Verlangen nach kalten Getränken.

Durchfall mit Erbrechen; reichliche Durchfälle mit schneidenden, kolikartigen Bauchschmerzen; anhaltendes heftiges Erbrechen.

Große Schwäche und Erschöpfung.

**☺** *Besser:* durch Wärme.

**☻** *Schlechter:* nachts; in der Kälte; im Winter.

**Bewährt:** bei Kreislaufbeschwerden, Kollaps; Erbrechen und Durchfall (nach Lebensmittelvergiftung).

---

## Vipera (Kreuzotter)

Kreislaufschwäche und Kollaps mit kaltem Schweiß, Angst und Unruhe.

Schwächegefühl am Herzen mit stechenden Schmerzen, raschem, aber schwachem Puls.

Starke, schmerzhafte Schwellung von Bissstelle oder betroffenem Körperteil.

Unerträgliche, berstende Schmerzen durch Hängenlassen des Körperteils.

**Bewährt:** bei Kreislaufbeschwerden; Angina pectoris; Venenentzündung; Schlangenbiss.

# IMPF- UND PROPHYLAXE-EMPFEHLUNGEN WELTWEIT

Die genannten Empfehlungen sind unverbindlich und ersetzen keine individuelle ärztliche Beratung. Unerlässlich sind aktuelle Informationen über Ihr Reiseziel (Adressen, siehe ab Seite 203). Angaben zum Standard- und Basisimpfschutz finden Sie auf Seite 109 f. (Stand 2010).

**Zeichenerklärung:**

**kl:** kleines, geringes Risiko
**m:** mittleres Risiko
**h:** hohes Risiko
**g:** gebietsweise Risiko
**v:** Impfung vorgeschrieben
**e:** Impfung / Prophylaxe empfohlen
**in:** Impfung vorgeschrieben bei Einreise aus Infektionsgebiet
**T:** Typhus Impfung / Prophylaxe empfohlen, bei Kurz- und Luxusurlauben aber weniger wichtig
**D:** überprüfen, ob Impfschutz gegen Diphtherie bei Ihnen ausreicht
**M:** Meningokokken-Meningitis, abhängig von Gebiet und Jahreszeit
**JE:** Japanische Enzephalitis, abhängig von Gebiet und Jahreszeit

**Malariaprophylaxe (für Details siehe Seite 137 ff.) I – IV**

**- :** keine Prophylaxe notwendig
**CHL** Chloroquin
**C+P:** Chloroquin und Proguanil
**MEF:** Mefloquin (Lariam®)
**Dox:** aufgrund häufiger Mefloquin-Resistenz wird in Vietnam, Kambocha, Laos und Burma und in Gebieten Thailands, die an diese Länder angrenzen, eine andere Prophylaxe (z. B. mit Doxycyclin, AP oder AL empfohlen)
**AP:** Atovaquon + Proguanil (Malarone®)
**AL:** Artemether + Lumefantrin (Riamet®)

| Land | Hepatitis A | Andere | Gelb-fieber | Malaria und Prophylaxe |
|---|---|---|---|---|
| Afghanistan | e | T | in | g, IV, MEF, AP, AL |
| Ägypten | e | T | in | g, kl, - |
| Albanien | e | T | in | |
| Algerien | e | T | in | g, kl, I |
| Angola | e | T | v | h, IV, MEF, AP |
| Antiqua u. Barbuda | e | T | in | |
| Äquatorialguinea | e | T, M | in/e | h, IV, MEF |
| Argentinien | e | T | g, e | kl, II, CHL |
| Aserbaidschan | e | T, D | | g, kl, I |
| Äthiopien | e | T, M | in | g, h, IV, MEF, AP |
| Australien (inkl. Weihnachtsinseln) | e | T | in | |
| Azoren | e | T | | |
| Bahamas | e | | in | g, I |
| Bahrain | e | T | in | |
| Bangladesch | e | T, JE | in | h, IV, MEF, AP, AL |
| Barbados | e | T | In | |
| Belarus | e | T, D | | |
| Belize | e | T | In | m, II, CHL |
| Benin | e | T, M | v | h, IV, MEF, AP |
| Bermuda | e | T | | |
| Bhutan | e | T, JE | in | g, h, IV, MEF, AP |
| Bolivien | e | T | in/e | g, II. CHL; im Amazonasgebiet: IV, MEF, AP |
| Bosnien-Herzegowina | e | T | | |
| Botswana | e | T | in | IV, MEF, AP, AL |
| Brasilien | e | T, M | e | g, h, IV, MEF AP (v. a. im Amazonasgebiet) |

| Land | Hepatitis A | Andere | Gelb- fieber | Malaria und Prophylaxe |
|---|---|---|---|---|
| Brunei | e | T | in | |
| Bulgarien | e | T | | h, IV, MEF, AP |
| Burkina Faso | e | T, M | v | g ,h, IV, Dox, AP, AL |
| Burma (Myanmar) | e | T | in | h, IV, MEF, AP |
| Burundi | e | T, M | v | |
| Cayman Islands | e | T | | |
| Chile | e | T | | g, kl, II, CHL; |
| China | e | T,JE | in | in Hainan und Yunan: IV, MEF, AP |
| Cookinseln | e | T | | |
| Costa Rica | e | T | in | g, II, CHL |
| Deutschland | | | | |
| Dominica | e | T | in | |
| Dominikanische Republik | e | T | | g, kl, II, CHL |
| Dschibuti | e | T, M | in | h, IV, MEF, AP |
| Ecuador | e | T | in / e | g, IV, MEF, AP, AL |
| Mazedonien | e | T | | |
| El Salvador | e | T | in | g, kl, I, CHL |
| Elfenbeinküste | e | T, M | v | h, IV, MEF, AP |
| Eritrea | e | T, M | in | g, h, IV, MEF, AP |
| Estland | e | D | | |
| Falklandinseln | e | T | | |
| Fidschiinseln | e | T | in | |
| Finnland | | D | | |
| Frankreich | | | | |
| Franz. Guayana | e | T | v | g, h, IV, MEF |
| Franz. Polynesien mit Tahiti | e | T | | |
| Gabun | e | T | v | h, IV, MEF, AP |

| Land | Hepatitis A | Andere | Gelb-fieber | Malaria und Prophylaxe |
|---|---|---|---|---|
| Gambia | e | T, M | in/e | h, IV, MEF, AP |
| Georgien | e | T, D | | |
| Ghana | e | T, M | v | h, IV, MEF, AP |
| Grenada | e | T | in | |
| Griechenland | e | | in | |
| Grönland | | | | |
| Großbritannien | | | | |
| Guadeloupe | e | T | in | |
| Guam | e | T | | |
| Guatemala | e | T | in | g, m, II, CHL |
| Guinea | e | T, M | in/e | h, IV, MEF, AP |
| Guinea-Bissau | e | T, M | in/e | h, IV, MEF, AP |
| Guyana | e | T | in/e | g, h, IV, MEF, AP |
| Haiti | e | T | in | g, m, II, CHL |
| Honduras | e | T | in | g, m, II, CHL |
| Hongkong | e | | | |
| Indien | e | T, JE | in | m, III, C+P; g, IV, MEF, AP, AL |
| Indonesien | e | T | in | g, h, IV, MEF, AP, AL |
| Irak | e | T | in | g, kl, II, CHL |
| Iran | e | T | in | g, h, IV, MEF, AP, AL |
| Israel | e | | | |
| Italien | e | | | |
| Jamaika | e | T | in | g, kl, I |
| Japan mit nörd-lichen Marianen | | JE | | |
| Jemen | e | T | in | m, IV, MEF, AP, AL |
| Jordanien | e | T | in | |
| Jungferninseln | e | T | | |
| Kambodscha | e | T | in | h, IV, Dox, AP, AL |

| Land | Hepatitis A | Andere | Gelb-fieber | Malaria und Prophylaxe |
|---|---|---|---|---|
| Kamerun | e | T, M | v | h, IV, MEF, AP, AL |
| Kanada | | | | |
| Kap Verde | e | T | in | g, kl, I |
| Kasachstan | e | T, D | in | |
| Kenia | e | T, M | in/e | h, IV, MEF, AP |
| Kirgisien | e | T, D | | g, I |
| Kiribati | e | T | in | |
| Kolumbien | e | T | e | g, h, III, C+P oder IV, MEF |
| Komoren | e | T | | h, IV, MEF, AP |
| Kongo | e | T, M | v | h, IV, MEF, AP |
| Korea | e | T, JE | in | g, kl, I |
| Kroatien | e | T | | |
| Kuba | e | T | | |
| Kuwait | e | T | | |
| Laos | e | T | in | h, IV, Dox, AP, AL |
| Lesotho | e | T | in | |
| Lettland, Litauen | e | D | | |
| Libanon | e | T | in | |
| Liberia | e | T, M | v | h, IV, MEF, AP |
| Libyen | e | T | in | |
| Lichtenstein | | | | |
| Macao | e | T | | |
| Madagaskar | e | T | in | h, IV, MEF, AP |
| Malawi | e | T, M | in | h, IV, MEF, AP |
| Malaysia | e | T | in | g, IV, MEF, AP |
| Malediven | e | T | in | |
| Mali | e | T, M | v | h, IV, MEF, AP |
| Malta | | | in | |
| Marokko | e | T | | |
| Martinique | e | T | in | |
| Mauretanien | e | T | in | g, IV, MEF, AP |

| Land | Hepatitis A | Andere | Gelb-fieber | Malaria und Prophylaxe |
|---|---|---|---|---|
| Mauritius | e | T | in | |
| Mexiko | e | T | | g, kl, II, CHL |
| Moldawien | e | T, D | | |
| Mongolische Volksrep. | e | T, M | | |
| Montserrat | e | T | in | |
| Mosambik | e | T, M | in | h, IV, MEF, AP |
| Namibia | e | T | in | g, IV, MEF, AP |
| Nauru | e | T | in | |
| Nepal | e | T, M, JE | in | g, III, C+P |
| Neukaledonien | e | T | in | |
| Neuseeland | | | | |
| Nicaragua | e | T | in | g, II, CHL |
| Niger | e | T, M | V | h, IV, MEF, AP |
| Nigeria | e | T, M | in/e | h, IV, MEF, AP |
| Niue | e | T | in | |
| Oman | e | T | in | kl, - |
| Österreich | | | | |
| Pakistan | e | T, JE | in | m, IV, MEF, AP, AL |
| Panama | e | T | in, g, e | g, kl, II, CHL; östl.: h, IV, MEF, AL, AP |
| Papua-Neuguinea | e | T | in | h, IV, MEF, AP |
| Paraguay | e | T | in, e | g, kl, II, CHL |
| Pazifikinseln | e | T | | |
| Peru | e | T | in, g, e | g (Küste), m, II, CHL oder IV, MEF, AP |
| Philippinen | e | T | in | g, m, IV, MEF, AP, AL |
| Pitcairn | e | T | in | |
| Polen | e | D | | |

194

| Land | Hepatitis A | Andere | Gelb-fieber | Malaria und Prophylaxe |
|---|---|---|---|---|
| Portugal | e | | | |
| Puerto Rico | e | T | | |
| Qatar | e | T | | |
| Réunion | e | T | in | |
| Ruanda | e | T, M | v | h, IV, MEF, AP |
| Rumänien | e | T | | |
| Russland | e | D | | g, kl, - |
| Salomonen | e | T | in | h, IV, MEF, AP |
| Samoa | e | T | in | |
| Sao Tomé, Príncipe | e | T | v | h, IV, MEF, AP |
| Saudi-Arabien | e | T, M | in | südwestl: g, IV, MEF, AP, AL |
| Schweden | | | | |
| Schweiz | | | | |
| Senegal | e | T, M | in / e | h, IV, MEF, AP |
| Seychellen | e | T | in | |
| Sierra Leone | e | T, M | v | h, IV, MEF, AP |
| Singapur | e | T | in | I |
| Slowakische Rep. | e | | | |
| Somalia | e | T, M | in / e | h, IV, MEF, AP |
| Spanien mit kanarischen Inseln | | | | |
| Sri Lanka | e | T | in | m, III, C+P |
| St. Helena | e | T | | |
| St. Lucia | e | T | in | |
| St. Vincent, Grenadinen | e | T | in | |
| Südafrika | e | T | in | g, IV, MEF, AP, AL (v. a. Nähe Zimbabwe u. Mosambik) |

| Land | Hepatitis A | Andere | Gelb-fieber | Malaria und Prophylaxe |
|------|-------------|--------|-------------|------------------------|
| Sudan | e | T, M | in/e | h, IV, MEF, AP, AL |
| Surinam | e | T | in/e | g, h, IV, MEF, AP, AL |
| Swasiland | e | T | in | g, h, IV, MEF, AP, AL |
| Syrien | e | T | in | g, kl, - |
| Taiwan | e | T | in | |
| Tajikistan | e | T, D | | g, m, III, C+P |
| Tansania | e | T, M | in/e | h, IV, MEF, AP |
| Thailand | e | T, JE | in | g, IV, Dox, AL, AP (östlich, Richtung Burma, Laos, Kambodscha); keine Gefahr in Städten, Ko Samui, Phuket |
| Timor | e | T | in | h, IV, MEF, AP |
| Togo | e | T, M | v | h, IV, MEF, AP |
| Tonga | e | T | in | |
| Trinidad, Tobago | e | T | in/e | |
| Tschad | e | T, M | in/e | h, IV, MEF, AP |
| Tschechische Rep. | e | | | |
| Tunesien | e | T | in | |
| Türkei | e | T | | g, kl, II, CHL (Südosten; in Haupttouristengebieten im Westen u. Südwesten keine Gefahr) |
| Turkmenien | e | T, D | | g, kl, I |
| Tuvalu | e | T | in | |
| Uganda | e | T, M | in/e | h, IV, MEF, AP |
| Ukraine | e | T, D | | |

| Land | Hepatitis A | Andere | Gelb- fieber | Malaria und Prophylaxe |
|---|---|---|---|---|
| Ungarn | e | | | |
| Uruguay | e | T | In | |
| USA mit Hawaii | | | | |
| Usbekistan | e | T, D | | g, kl, I |
| Vanuatu | e | T | | m, IV, MEF, AP, AL |
| Venezuela | e | T | e | g, II, CHL; g, h, IV, MEF, AP, AL |
| Vereinigte Arabi- sche Emirate | e | T | | g, m, - |
| Vietnam | e | T, JE | in | g, h, IV, Dox, AL, AP |
| Zaire | e | T | v | h, IV, MEF |
| Zambia | e | T | | h, IV, MEF, AP |
| Zentralafrik. Rep. | e | T, M | v | h, IV, MEF, AP |
| Zimbabwe | e | T | in | g, h, IV, MEF, AP |
| Zypern | e | | | |

# SPRACHTABELLE

Hier finden Sie die häufigsten Gesundheits- und Medizinbegriffe in den wichtigsten Weltsprachen auf einen Blick.

| deutsch | englisch | französisch | spanisch |
|---|---|---|---|
| Allergie | allergy | allergie | alergia |
| Amöbe | amoeba | amiba | amiba |
| Angina pectoris | angina | angine de poitrine | angina de pecho |
| Angst | fear | peur | miedo, temor |
| Apotheke | pharmacy | pharmacie | farmacia |
| Arme | arms | bras | brazo |
| Arzneimittel | medicine | médicament | médicina |
| Arzt | doctor | médecin | medico |
| Asthma | asthma | asthme | asma |
| Auge | eye | oeil | ojo |
| Augen-bindehaut | conjunctival | conjonctival | conjunctival |
| Ausschlag | rash | éruption | erupción |
| Bauch | belly | ventre | bariga |
| Bauch-schmerzen | stomachache | mal au ventre | dolor de vientre |
| Bein | leg | jambe | pierna |
| Biss | bite | morsure | mordedura |
| Blähungen | flatulence | flatulence | flatulencia |
| Blut | blood | sang | sangre |
| Blutarmut / Anämie | anemia | anémie | anemia |
| Blutdruck | blood pressure | tension artérielle | présion sanguina |
| Brandblase | blister | ampoule | ampolla |
| Brechreiz | nausea | nausée | náuseas |
| Brust | breast | poitrine | pecho |

| deutsch | englisch | französisch | spanisch |
|---------|----------|-------------|----------|
| Brustkorb | chest | thorax | tórax |
| Diabetes | diabetes | diabète | diabetes |
| Durchfall | diarrhea | diarrhée | diarrea |
| Ekzem | eczema | eczéma | eccema |
| Entzündung | inflammation | inflammation | inflamación |
| Erbrechen | to vomite | vomir | vomitar |
| Erkältung | cold | refroidisse-ment | resfriado |
| Essen, Speise | food | nourriture | comida |
| Fieber | fever | fièvre | fiebre |
| Finger | finger | doigt | dedo |
| Fuß | foot | pied | pie |
| Gallenblase | gallbladder | vésicule bliiaire | vésicula biliar |
| Gallenkolik | colic of gallbladder | colique hépatique | cólico hepático |
| Gallenstein | gallstone | calculus biliaires | cálculos biliares |
| Gehirner-schütterung | concussion | commotion cérébrale | commoción cerebral |
| Gelbfieber | yellow fever | fièvre jaune | fiebre ama-rilla |
| Gelbsucht | jaundice | ictère jaunisse | ictericia |
| Gelenk | joint | articulation | articulatión |
| Gerstenkorn | sty | orgelet | orzuelo |
| Hals | throat | cou | garganta |
| Heiserkeit | hoarseness | enrouement | afonía |
| Herz | heart | coeur | corazón |
| Herzinfarkt | heart-attack, myocardial infarction | infarctus du myocarde | infarto de miocardio |
| Hirnschlag | cerebral stroke | attaque d'apoplexie | apopejía |

| deutsch | englisch | französisch | spanisch |
|---------|----------|-------------|----------|
| Husten | cough | toux | tos |
| Impfung | vaccination | vaccination | vacunación |
| Knochen | bone | os | hueso |
| Kolik | colic | colique | cólico |
| Kopf | head | tête | cabeza |
| Krämpfe | cramps | crampes | espasmo |
| Krankenhaus | hospital | hospital | hospital |
| Krankheit | illness / disease | maladie | enfemedad |
| Leber | liver | foie | hígado |
| Lunge | lung | poumon | pulmones |
| Magen | stomach | estomac | estómago |
| Magen-schmerzen | stomach-ache | maux d'estomac | dolor de estomago |
| Mandelent-zündung | tonsillitis | amygdalite | amydalitis |
| Mandeln | tonsils | amygdales | amígdalas |
| Migräne | migraine | migraine | jaqueca |
| Mittelohr | middle ear | oreille mo-yenne | oreja media |
| Muskel | muscle | muscle | músculo |
| Nasenbluten | nose-bleed | saignement du nez | hemorragia nasal |
| Nesselsucht | urticaria | urticaire | urticaria |
| Nieren | kidney | rein | rinón |
| Nierenent-zündung | nephritis | néphrite | nefritis |
| Notfall | emergency | cas d'urgence | emergencias |
| Ohr | ear | oreille | oreja |
| Rücken | back | dos | espalda |
| Rücken-schmerzen | backache | mals de dos | dolor de espalda |
| Schlafen | to sleep | dormir | dormir |

| deutsch | englisch | französisch | spanisch |
|---------|----------|-------------|----------|
| Schlaflosigkeit | insomnia | insomnie | insomnio |
| Schmerzen | pain / -ache | douleur | dolores |
| Schnupfen | runny nose | rhume | catarro |
| Schock | shock | chok | shock |
| Schüttelfrost | shivers | frissons | escalofrios |
| Schwindel | vertigo, dizziness | vertige | vértigo |
| schwitzen | to sweat | suer | sudar |
| Seeigel | sea-urchin | oursine | erizo del mar |
| Sehne | tendon | tendon | tendón |
| Sodbrennen | heartburn | pyrosis | ardor de estómago |
| Sonnenbrand | sunburn | coup de soleil | quemadura |
| Stich | bite | picure | picadura |
| Spinne | spider | araignée | araña |
| Stuhl | feces | selles | heces |
| Stuhlgang | defecation | défécation | defecatión |
| Thrombose | thrombosis | throbose | trombosis |
| Tollwut | rabies | rage | rabia |
| Unterleib | abdomen | le vas ventre | el bajo vientre |
| Verbrennung | burn | brûlure | quemadura |
| Verletzung | hurt | blessure | lesión |
| Verrenkung | luxation | luxation | luxatión |
| Verstauchung | dislocation | entorse | dislocación |
| Verstopfung | constipation | constipation | estrenimiento |
| Virus | virus | virus | virus |
| Wunde | wound | blessure | herida |
| Wurm | worm | ver | gusano |
| Zahn | tooth | dent | diente |
| Zecke | tick | tique | garrapata |
| Zyste | cyst | cyste | quiste |

# ADRESSEN, DIE WEITERHELFEN

## TROPENMEDIZINISCHE EINRICHTUNGEN

### Deutschland

**Berlin**
Landesinstitut für Tropenmedizin
Engeldamm 62
10179 Berlin

Institut für Infektionskrankheiten und Tropenmedizin
Klinikum Berlin-Buch
Wiltbergstraße 50
13125 Berlin-Buch

Universitätsklinikum
Rudolf Virchow
Augustenburger Platz 1
13353 Berlin (Wedding)

**Bonn**
Institut für Medizinische
Parasitologie der Universität
Sigmund Freud Str. 25
53127 Bonn

**Dresden**
Institut für Tropenmedizin –
Städtisches Klinikum
Dresden-Friedrichstadt
Friedrichstraße 41
01067 Dresden

**Göttingen**
Institut für Allgemeine Hygiene
und Tropenhygiene der Georg-
August-Universität
Windausweg 2
37073 Göttingen

**Hamburg**
Bernhard Nocht Institut für
Tropenmedizin
Bernhard Nocht Str. 74
20359 Hamburg

**Heidelberg**
Institut für Tropenhygiene und
Öffentliches Gesundheits-
wesen am Südasien-Institut
der Universität Heidelberg
Im Neuenheimer Feld 324
69120 Heidelberg

**Leipzig**
Abteilung für infektions- und
Tropenmedizin
Klinik für innere Medizin IV
Härtelstr. 16-18
04107 Leipzig

**München**
Abteilung für Infektions- und
Tropenmedizin
Universität München
Leopoldstr. 5
80802 München

Städtisches Krankenhaus
Schwabing
Kölnerplatz 1
80804 München

Bay. Gesellschaft für Immun-,
Tropenmedizin und Impfwesen
Briennerstr. 11
80333 München

**Rostock**
Abteilung für Tropenmedizin
und Infektionskrankheiten der
Universität Rostock
Ernst Heydemann Str. 6
18057 Rostock

**Tübingen**
Tropenklinik Paul-Lechler-
Krankenhaus
Paul Lechler Str. 24
72076 Tübingen

Institut für Tropenmedizin der
Universität Tübingen
Keplerstr. 15
72074 Tübingen

**Ulm**
Sektion Tropenmedizin der
Universität Ulm
Robert Koch Str. 8
89081 Ulm

**Würzburg**
Tropenmedizinische Abteilung
Missionsärztliche Klinik
Salvatorstr. 7
97074 Würzburg

**Österreich**

**Wien**
Institut für Tropenmedizin
Kinderspitalgasse 15
1090 Wien

**Schweiz**

**Zürich**
Institut für Sozial- und Präven-
tivmedizin
Sumatrastr. 30
8006 Zürich

**Basel**
Schweizerisches Tropeninstitut
Socinstr. 57
4051 Basel

## SONSTIGE ADRESSEN, DIE WEITERHELFEN

### Deutschland

Bund Klassischer Homöopa-
then Deutschlands e.V. (BKHD)
Schäftlarnstr. 162
81371 München
www.bkhd.de

Deutsche Gesellschaft für
Klassische Homöopathie e.V.
(DGKH)
Saubsdorferstr.9
86807 Buchloe
www.dgkh-homoeopathie.de

Deutsche Homöopathische
Union (DHU)
Ottostr. 24
76227 Karlsruhe
www.dhu.de

Deutscher Zentralverein
homöopathischer Ärzte e.V.
(DZVhÄ)
Am Hofgarten 5
53113 Bonn
www.dzvhae.com

Heilpraktikerverband
Bayern e.V.
Neumarkterstr. 87
81673 München
www. heilpraktikerverband-
bayern.de

Homöopathie-Forum e.V.
Grubmühlerfeldstr. 14a
82131 Gauting
www.homoeopathie-forum.de

### Österreich

Ärztegesellschaft für Klassische Homöopathie (ÄKG)
Kirchengasse 21
5020 Salzburg
www.aekg.at

Österreichische Gesellschaft
für homöopathische Medizin
(öghm)
Mariahilferstr. 110
1070 Wien
www.homoeopathie.at

## Schweiz

Schweizerische Ärztegesellschaft für Homöopathie
(SAHP)
Butzibachstr. 31b
6023 Rothenburg
www.sahp.ch

## Internet-Adressen

www.fit-for-travel.de (reise-
medizinischer Infodienst des
Tropeninstituts München)
www.gesundes-reisen.de
www.who.com
www.homeodoc.de

# BUCHEMPFEHLUNGEN UND BEZUGSQUELLEN

## BÜCHER, DIE WEITERHELFEN

### Bücher von Sven Sommer (Auswahl)

Mankau Verlag, Murnau: **Homöopathie. Warum und wie sie wirkt;** Gräfe und Unzer Verlag, München: **GU Kompass Homöopathie, Der große GU Kompass Homöopathie, GU Kompass Homöopathie für Kinder, Der große GU Kompass Homöopathie für Kinder, Die magische 11 der Homöopathie, Die magische 11 der Homöopathie für Kinder, GU Kompass Homöopathie in der Schwangerschaft, Homöopathie ab 50**

### Weiterführende Bücher zur Homöopathie

Vithoulkas, G.: **Medizin der Zukunft**, Wenderoth Verlag, Kassel
Hahnemann, S.: **Organon der Heilkunst**, Haug Verlag, Heidelberg
Boericke, W.: **Handbuch der homöopathischen Materia Medica**, Haug Verlag, Heidelberg
Nash, E. B.: **Leitsymptome in der Homöopathie**, Haug Verlag, Heidelberg

### Weiterführende Bücher für Reisemedizin

Enders, N.: **Homöopathische Reisefibel**, Haug, Heidelberg
Kretschmer H., Kaiser M.: **Reisen in ferne Länder**, Trias, Stuttgart
Lessell, B.: **The World Travellers Manual of Homoeopathy**, Daniel, London

## BEZUGSQUELLEN

Preisgünstige **Ledertaschen** in verschiedenen Größen samt Zubehör bekommen Sie beim **Taschenvertrieb Gegko**, R. Yap, Wertinger Str. 4, 86456 Gablingen, E-Mail: mail@gegko.de, Webseite: www.gegko.de. Damit können Sie sich Ihre Taschenapotheke

selbst zusammenstellen. Auf Anfrage nennt Gegko Ihnen auch
eine der Ihnen am nächsten gelegenen Apotheken, bei der Sie
diese Taschen mit Globuli befüllt bekommen können.

Erhalten Sie ein **Mittel** nicht über Ihre Apotheke, können Sie es
bei der **Johannes-Apotheke**, Hauptstr. 30, 84155 Bodenkirchen,
info@naturadoc.de bestellen. Sie stellt auch eine homöopathische Haus- und Reiseapotheke zusammen. Eine hervorragende
Bezugsquelle aus Österreich ist **www.remedia.at**, aus England
**Helios Pharmacy**, Tunbridge Wells, Kent, TN1 2QR, www.helios.
co.uk. In England sind vorwiegend C-Potenzen gängig. Wählen Sie
bei den Nosoden die C30.

# MEDIZINISCHE INFORMATIONEN FÜR DEN NOTFALL

(Vor der Reise ausfüllen und bei sich tragen!)

Name

Geburtsdatum

Adresse

Telefonnummer

E-Mail

Nächster Verwandter (Name, Tel., Adresse)

Arzt (Name, Tel., Adresse)

Blutgruppe

Vorerkrankungen / Unfälle

Allergien

Impfungen

Schwangerschaft

Bestehende Krankheiten

Dauermedikation

Versicherung                                    Vers.-Nr.

Kontakt-Telefon der Versicherung

# MEDIZINISCHE INFORMATIONEN FÜR DEN NOTFALL
(Vor der Reise ausfüllen und bei sich tragen!)

Name

Geburtsdatum

Adresse

Telefonnummer

E-Mail

Nächster Verwandter (Name, Tel., Adresse)

Arzt (Name, Tel., Adresse)

Blutgruppe

Vorerkrankungen / Unfälle

Allergien

Impfungen

Schwangerschaft

Bestehende Krankheiten

Dauermedikation

Versicherung                    Vers.-Nr.

Kontakt-Telefon der Versicherung

# MEDIZINISCHE INFORMATIONEN FÜR DEN NOTFALL
(Vor der Reise ausfüllen und bei sich tragen!)

Name

Geburtsdatum

Adresse

Telefonnummer

E-Mail

Nächster Verwandter (Name, Tel., Adresse)

Arzt (Name, Tel., Adresse)

Blutgruppe

Vorerkrankungen / Unfälle

Allergien

Impfungen

Schwangerschaft

Bestehende Krankheiten

Dauermedikation

Versicherung                          Vers.-Nr.

Kontakt-Telefon der Versicherung

## MEDIZINISCHE INFORMATIONEN FÜR DEN NOTFALL
(Vor der Reise ausfüllen und bei sich tragen!)

Name

Geburtsdatum

Adresse

Telefonnummer

E-Mail

Nächster Verwandter (Name, Tel., Adresse)

Arzt (Name, Tel., Adresse)

Blutgruppe

Vorerkrankungen / Unfälle

Allergien

Impfungen

Schwangerschaft

Bestehende Krankheiten

Dauermedikation

Versicherung                    Vers.-Nr.

Kontakt-Telefon der Versicherung

# MEDIZINISCHE INFORMATIONEN FÜR DEN NOTFALL
(Vor der Reise ausfüllen und bei sich tragen!)

Name

Geburtsdatum

Adresse

Telefonnummer

E-Mail

Nächster Verwandter (Name, Tel., Adresse)

Arzt (Name, Tel., Adresse)

Blutgruppe

Vorerkrankungen / Unfälle

Allergien

Impfungen

Schwangerschaft

Bestehende Krankheiten

Dauermedikation

Versicherung                    Vers.-Nr.

Kontakt-Telefon der Versicherung

# BESCHWERDENREGISTER UND INDEX

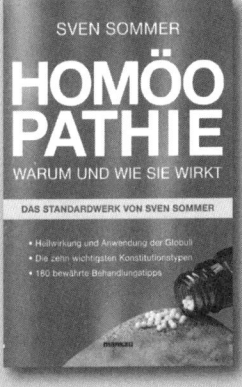

Sven Sommer

## HOMÖOPATHIE

Warum und wie sie wirkt

14,95 € (D)
15,40 € (A)
ISBN 978-3-938396-73-5

Bestseller-Autor Sven Sommer führt den Leser unterhaltsam und leicht verständlich in die faszinierende Welt der Homöopathie ein; sein spannender Einblick in erstaunliche geschichtliche Fakten und wissenschaftliche Erkenntnisse macht deutlich, dass die Homöopathie der Schulmedizin seit zweihundert Jahren einen Quantensprung voraus sein dürfte.

Neben der naturwissenschaftlichen Seite führt das Buch auch in die psychologische Homöopathie ein und belegt, dass der ganzheitlichen Heilmethode der Brückenschlag zwischen menschlicher Psyche und Soma gelingt. Mit ihren Konstitutionsmitteln greift die Homöopathie tief in das menschliche Geschehen ein und bietet wertvolle Hilfe bei körperlichen und psychischen Problemen. Der Leser wird dabei mit den zehn häufigsten Persönlichkeitstypen in der Homöopathie vertraut gemacht.

180 bewährte Behandlungstipps, die auf der Erfahrung von Generationen homöopathischer Ärzte und Heilpraktiker beruhen, runden dieses Buch ab. So kann jeder kritische, doch aufgeschlossene Leser an sich selbst die Heilwirkung der allerkleinsten Dosis erfahren.

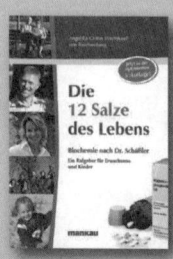

Angelika Gräfin Wolffskeel von Reichenberg

# DIE 12 SALZE DES LEBENS

Biochemie nach Dr. Schüßler

12,95 € (D)
13,40 € (A)
ISBN 978-3-938396-65-0

*„In diesem Buch werden die Zusammenhänge sehr klar und verständlich aufgezeigt. Angelika Gräfin Wolffskeel von Reichenberg schreibt umfassend und sehr interessant über die 12 Salze des Lebens in überzeugender und kompetenter Weise."*

Ruth Maria Kubitschek

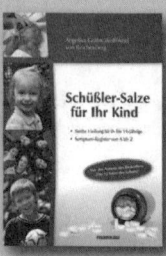

Angelika Gräfin Wolffskeel von Reichenberg

# SCHÜSSLER-SALZE FÜR IHR KIND

Sanfte Heilung für 0- bis 14-Jährige

12,95 € (D)
13,40 € (A)
ISBN 978-3-938396-24-7

*„In einem umfangreichen Symptomregister führt sie [Angelika Gräfin Wolffskeel] für jedes denkbare Leiden, an dem die Kleinen laborieren könnten, eine Behandlung mit Mineralsalzen und Schüßler-Salzen an. Positiv: Der Anhang mit Kochrezepten für gesunde Kinderernährung."*

ÄrzteWoche Österreich

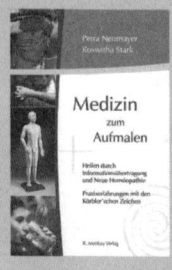

Petra Neumayer & Roswitha Stark

# MEDIZIN ZUM AUFMALEN

Heilen durch Informationsübertragung und Neue Homöopathie

12,95 € (D)
13,40 € (A)
ISBN 978-3-938396-04-9

*„‚Medizin zum Aufmalen' ist ein wertvoller Beitrag für Anfänger wie für fortgeschrittene Menschen, welche diese Methode schon kennen. Dem Neueinsteiger ermöglicht das vorliegende Werk einen Anfang, ein Hineinschmecken, vielleicht sogar eine Öffnung in ein ‚Sich-Einlassen' auf unbegrenzte Möglichkeiten."*

Layena Bassols Rheinfelder